交叉学科研究生高水平课程系列教材

胰岛移植
与糖尿病治疗

U0272480

YIDAO YIZHI YU TANGNIAOBING ZHILIAO

主　审／　陈　刚　黄　昆

主　编／　王从义

副主编／　张　述　祝　贺

编　者／　(以姓氏笔画为序)

陈　松　华中科技大学同济医学院附属同济医院
贺雯茜　华中科技大学同济医学院附属同济医院
黄　藤　华中科技大学同济医学院附属同济医院
李　娜　华中科技大学同济医学院附属同济医院
李　阳　华中科技大学同济医学院附属同济医院
刘偲谦　华中科技大学同济医学院附属同济医院
刘　静　华中科技大学同济医学院附属同济医院
刘　新　华中科技大学同济医学院附属同济医院
罗　茜　华中科技大学同济医学院附属同济医院
覃远君　华中科技大学同济医学院附属同济医院
王从义　华中科技大学同济医学院附属同济医院
王树森　天津市第一中心医院
向　科　华中科技大学同济医学院附属同济医院
谢　浩　华中科技大学同济医学院附属同济医院
熊　飞　华中科技大学同济医学院附属同济医院
杨　萍　华中科技大学同济医学院附属同济医院
余其林　华中科技大学同济医学院附属同济医院
岳田天　华中科技大学同济医学院附属同济医院
张　露　华中科技大学同济医学院附属同济医院
张　述　华中科技大学同济医学院附属同济医院
周海锋　华中科技大学同济医学院附属同济医院
周　庆　华中科技大学同济医学院附属同济医院
祝　贺　华中科技大学同济医学院附属同济医院

华中科技大学出版社
http://www.hustp.com
中国·武汉

内 容 简 介

本书是交叉学科研究生高水平课程系列教材。

本书共六章,包括糖尿病学的发展及糖尿病治疗、胰腺移植与胰岛移植、小鼠胰岛移植、人胰岛移植、胰岛移植的问题及限制、β细胞替代治疗方案。

本书可供基础、临床、生命科学、生物信息学等专业研究生、高年级本科生使用。

图书在版编目(CIP)数据

胰岛移植与糖尿病治疗/王从义主编. —武汉:华中科技大学出版社,2019.6
交叉学科研究生高水平课程系列教材
ISBN 978-7-5680-5283-2

Ⅰ.①胰… Ⅱ.①王… Ⅲ.①糖尿病-胰岛素-药物疗法-研究生-教材 Ⅳ.①R587.105

中国版本图书馆 CIP 数据核字(2019)第 096648 号

胰岛移植与糖尿病治疗
Yidao Yizhi yu Tangniaobing Zhiliao

王从义　主编

策划编辑:周　琳
责任编辑:张　琴
封面设计:杨玉凡
责任校对:阮　敏
责任监印:周治超
出版发行:华中科技大学出版社(中国·武汉)　　电话:(027)81321913
　　　　　武汉市东湖新技术开发区华工科技园　　邮编:430223
录　排:华中科技大学惠友文印中心
印　刷:武汉华工鑫宏印务有限公司
开　本:787mm×1092mm　1/16
印　张:7.5　插页:2
字　数:191千字
版　次:2019 年 6 月第 1 版第 1 次印刷
定　价:32.00 元

交叉学科研究生高水平课程系列教材
编委会

总序

Zongxu

2015 年 10 月国务院印发《统筹推进世界一流大学和一流学科建设总体方案》，2017 年 1 月，教育部、财政部、国家发展改革委印发《统筹推进世界一流大学和一流学科建设实施办法（暂行）》，此后，坚持中国特色、世界一流，以立德树人为根本，建设世界一流大学和一流学科成为大学发展的重要途径。

当代科技的发展呈现出多学科相互交叉、相互渗透、高度综合以及系统化、整体化的趋势，构建多学科交叉的培养环境，培养复合创新型人才已经成为研究生教育发展的共识和趋势，也是研究生培养模式改革的重要课题。华中科技大学"交叉学科研究生高水平课程"建设项目是华中科技大学"双一流"建设项目"拔尖创新人才培养计划"中的子项目，用于支持跨院（系）、跨一级学科的研究生高水平课程建设，这些课程作为选修课对学术型硕士生和博士生开放。与之配套，华中科技大学与华中科技大学出版社组织撰写了本套交叉学科研究生高水平课程系列教材。

研究生掌握知识从教材的感知开始，感知越丰富，观念越清晰；优秀教材使学生在学习过程中获得的知识更加系统化、规范化。本套丛书是华中科技大学交叉学科研究生高水平课程建设的重要探索。不同学科交叉融合有不同特点，教学规律不尽相同，因此每本教材各有侧重，如：《学习记忆与机器学习》旨在提高学生在课程教学中的实践能力和自主创新能力；《代谢与疾病基础研究实验技术》旨在将基础研究与临床应用紧密结合，使研究生的培养模式更符合未来转化医学的模式；《高分子材料 3D 打印成形原理与实验》旨在将实验与成形原理呼应形成有机整体，实现基础原理和实际应用的具体结合，有助于提升教学质量。本套丛书凝聚着编者的心血，熠熠生辉，此处不一一列举。

本套丛书的编撰得到了各方的支持和帮助，我校 100 余位师生参与其中，涉及基础医学院、机械科学与工程学院、环境科学与工程学院、化学与化工学院、药学院、生命科学与技术学院、同济医院、人工智能与自动化学院、计算机科学与技术学院、光学与电子信息学院、船舶与海洋工程学院以及材料科学与工程学院 12 个单位的 24 个一级学科,华中科技大学出版社承担了编校出版任务,在此一并向所有辛勤付出的老师和同学表示感谢! 衷心期望本套丛书能为提高我校交叉学科研究生的培养质量发挥重要作用,诚恳期待兄弟高校师生的关注和指正。

解孝林

2019 年 3 月于喻园

前言
Qianyan

本教材是华中科技大学选修课"胰岛移植治疗 1 型糖尿病模型小鼠（实验）"的配套教材。该课程是华中科技大学"双一流"建设支持的交叉学科研究生高水平课程,始于 2016 年,由华中科技大学同济医学院附属同济医院生物医学研究中心和器官移植研究所共同负责教学。课程建设的初衷是依托本中心在糖尿病相关研究中积累的科研经验,结合器官移植研究所的精湛外科移植技术,培养具备完善的科研素养和精湛外科移植技术的复合型人才。

欧美国家的胰岛移植治疗技术已发展了 30 余年,但我国在该领域仍处于尝试阶段,离真正的临床普及尚有很长的道路需要探索。2017 年,国家颁布了《同种胰岛移植技术管理规范（2017 年版）》和《同种胰岛移植技术临床应用质量控制指标（2017 年版）》。此后,各种胰岛移植治疗的病例被陆续报道,并取得了一些可喜的成果。但我们在收集材料的过程中,发现目前尚无适用于该领域的教材或专著。我们希望能通过撰写本书,为推动胰岛移植技术的发展尽绵薄之力。如果有幸能为其他兄弟单位提供一些帮助,将是我们莫大的荣幸。

感谢张述和祝贺对本书的整体统筹、校正和补充。此外,感谢向科和刘静在整个项目中默默承担了庞杂的财务工作,使项目得以顺利进行。感谢刘偲谦和罗茜对本书图片的绘制。感谢各位编者对本书的付出,具体编者名称在各章均有列出,在此就不一一列举感谢。

此外,我们还特别感谢校领导的支持和肯定。感谢华中科技大学出版社员工的辛勤付出。感谢华中科技大学同济医学院附属同济医院生物医学研究中心和器官移植研究所的全体师生对本课程建设和本教材编写的支持。还有许多朋友也为《胰岛移植与糖尿病治疗》的出版提供了巨大帮助,我们对他们也表示由衷的感谢。

本书核心章节的内容分为两部分:理论与实施范例。理论部分主要以大量的文献和书籍为参考,阐述了重要的国内外最新研究进展。实施范例部分均为本实验中心在研究实施中,参照已有文献进行有效调整,成功后的经验总结。

编者已尽最大努力对本书的各项内容进行了完善,但仍不免存在一些主观性和纰漏。如有不同见解,恳请读者批评指导。

王从义

2019 年 3 月于同济医院

目录

Mulu

第一章　糖尿病学的发展及糖尿病治疗　　　　　　　　　　　　　/1

第二章　胰腺移植与胰岛移植　　　　　　　　　　　　　　　　/24

第三章　小鼠胰岛移植　　　　　　　　　　　　　　　　　　　/33

第四章　人胰岛移植　　　　　　　　　　　　　　　　　　　　/57

第五章　胰岛移植的问题及限制　　　　　　　　　　　　　　　/86

第六章　β细胞替代治疗方案　　　　　　　　　　　　　　　　/93

附录 A　中英文名词及缩略语对照　　　　　　　　　　　　　/101

附录 B　同种胰岛移植技术管理规范(2017 年版)　　　　　　/105

附录 C　同种胰岛移植技术临床应用质量控制指标(2017 年版)/109

第一章
糖尿病学的发展及糖尿病治疗

导言

糖尿病是一种复杂的慢性疾病,涉及遗传、环境等多种因素。目前国际上采用 WHO (1999 年) 的糖尿病病因学分型体系,将其主要分为 1 型糖尿病(type 1 diabetes mellitus, T1DM)、2 型糖尿病(type 2 diabetes mellitus, T2DM)、妊娠糖尿病(gestational diabetes mellitus, GDM)和其他特殊类型糖尿病。不同类型的糖尿病病因不大相同,如 1 型糖尿病及 2 型糖尿病之间存在异质性,其病因、临床表现及诊治措施有很大差异。因此,糖尿病的分类对于治疗十分重要。有大量证据表明,通过一系列有效的早期干预措施,良好地控制血糖,可以明显改善糖尿病患者的预后。

在我国,随着人口老龄化形势日益加剧,人们生活方式急剧变化,糖尿病逐渐从 20 世纪的少见病变成如今的一种常见病,其患病率也从 0.67% 飙升至 10.4%。但是相应地,日新月异的科学技术也在逐步扩充我们对糖尿病的认识,促进了诊疗方式及手段的进一步发展。现在,持续血糖监测、无创血糖监测等新技术的出现使血糖监测手段更为丰富,以更为人性化的方式服务百姓。

在治疗药物方面,经典降糖药如磺脲类、双胍类和人胰岛素等降糖药仍占主导地位,新的降糖药如胰高血糖素样肽-1(glucagon-like peptide-1, GLP-1)受体激动剂、二肽基肽酶 4 (dipeptidyl peptidase 4, DPP-4)抑制剂、钠-葡萄糖共转运蛋白 2(sodium-glucose co-transporter 2, SGLT2)抑制剂、多种胰岛素类似物等不良反应较少的药物也陆续进入临床应用,胰岛素注射方式也从以前单一的胰岛素笔注射发展到胰岛素泵长期治疗,更是出现了胰岛移植术,希望能从根本上治愈糖尿病。

一、糖尿病学的起源

中医称糖尿病为"消渴",其意思是:口渴引起多饮多尿并伴有消瘦。这一概念最早在《黄帝内经》中被提出。在《素问·奇病论》中记载为:有病口甘者……此五气之溢也,名曰脾瘅。夫五味入口,藏于胃,脾为之行其精气,津液在脾,故令人口甘也;此肥美之所发也,此人必数食甘美而多肥也,肥者令人内热,甘者令人中满,故其气上溢,转为消渴。该文已明确提出,糖尿病患者前期常吃甘美而肥腻的食物,口中发甜。而最早提到甜尿症状的是隋唐名医甄权撰写的《古今录验方》。其中写道,消渴病有三:一,渴而饮水多,小便数,无脂,似麸片甜者,皆是消渴病也。二,吃食多,不甚渴,小便少,似有油而数者,此是消中病也。三,渴饮水不能多,但腿肿,脚先瘦小,阴痿弱,数小便者,此是肾消病也,特忌房劳。

糖尿病的英文 diabetes mellitus 来自拉丁文,其根可追溯到希腊文 diabētēs(虹吸管)与 mel(蜂蜜)。diabētēs 最初由居住于 Apamaia 的 Demetrios 医生命名,他将该病描述为肌肉和骨骼溶解,随尿排出体外。牛津大学的 Thomas Willis 教授是欧洲首先记载甜尿症状的人,1674 年他取糖尿病患者的尿液蒸干,并进行了品尝,将其描述为"as if imbued with honey(quasi melle)and sugar",该记录记载于其著作《Rational Therapeutics》中。1787 年英国的 William Cullen 正式将该疾病命名为 diabetes mellitus,凸显虹吸管流出来的尿液甜如蜂蜜。

二、胰岛素的发现及其发展

(一)胰岛素时代的开启

1889 年,Joseph von Mering 和 Oskar Minkowski 将犬的胰腺去除后,发现犬出现了糖尿病的所有症状和体征,从而发现了胰腺在糖尿病发病中的核心作用。

1910 年,英国生理学家 Edward Albert Sharpey-Schafer(1850—1935 年)提出糖尿病患者是由于缺乏胰腺在正常状态下分泌的一种物质所导致,他将这种物质命名为 insula。

1921 年,在多伦多大学生理学 Macleod 教授实验室,Banting 与 Best(Macleod 的助手)从结扎外分泌管的犬胰腺中提取出了胰岛素,并证实该物质可降低实验性糖尿病犬的血糖水平,1923 年,Banting 和 Macleod 共同获得诺贝尔生理学或医学奖。两人又分别将奖金分给参与整个提取过程并做出巨大贡献的助手 Best 及对胰岛素纯化做出贡献的 Collip。

1922 年,August Krogh(哥本哈根大学教授,1920 年诺贝尔生理学或医学奖获得者)访问多伦多大学,拜访了 Macleod、Banting 和 Best,并获得多伦多大学授权,将胰岛素引入斯堪的纳维亚半岛,首次将胰岛素用于治疗糖尿病患者——Krogh 自己的妻子。

1923 年底,August Krogh 与 Hans Christian Hagedorn 一起,建立了非营利性的 Nordisk 胰岛素实验室,该实验室即后来的诺和诺德公司(Novo Nordisk)的前身,开始批量生产牛胰岛素并应用于糖尿病治疗。

早期分离胰岛素的困难极多,由于对这种降糖物质的化学性质完全不了解,提取方案五花八门且不可靠。同时,由于不了解低血糖对于神经系统的损害(低血糖惊厥),常常归咎于胰岛素提取物的"毒性反应";此外,发热和感染也是注射提取物后的常见反应。

直到 Banting 和 Macleod 在 Best 以及经验丰富的化学家 Collip 协助下,才成功提取了符合所有用药条件的活性胰岛素。至此,糖尿病的治疗开启了一个全新的篇章——胰岛素时代。胰岛素的应用带来了三个方面的作用:

①延长 1 型糖尿病患者的寿命。由于避免了糖尿病昏迷导致的死亡以及改善了并发症的治疗方法等诸多因素的作用,糖尿病患者的生存时间显著延长。

② 开启激素对能量代谢调控机制的研究。激素对糖代谢的调节也得到阐明，对肝脏、脂肪和肌肉组织在未经控制的糖尿病中的作用等方面也取得了诸多成果。对整个内分泌网络的阐释，尤其是垂体-肾上腺轴重要性的发现，为内分泌学研究开启了新的篇章。

③ 开启对糖尿病并发症的认识。使研究者与医生认识到，糖尿病的临床症状，很大程度上是因为长期血糖增高，损坏大血管、微血管，损伤并危及心、脑、肾、周围神经、眼睛、足等造成的。

（二）胰岛素治疗发展史

1922 年，胰岛素首次用于糖尿病患者（Leonard Thompson，多伦多）。

1923 年，"等电点"方法促进从动物来源制造大量高效能的胰岛素，足以满足商业供应（礼来公司）。

1925 年，确定了第一个国际胰岛素单位（1 U＝0.125 mg 标准品），L40 和 U80 开始应用。

1926 年，结晶无定形胰岛素用于增加胰岛素的稳定性（Abel）。

1936 年，将锌加入鱼精蛋白胰岛素（protamine zinc insulin，PZI），延长激素的作用时间（Scoft，Fisher 等）。

1939 年，开发出作用时间短于 PZI 的球蛋白胰岛素。

1950 年，通过控制鱼精蛋白的含量制备中性鱼精蛋白（诺德公司）。

1951 年，将锌胰岛素缓冲液醋酸化制备中效胰岛素 Lente（诺和诺德公司，Hallas-Moller）。

1955 年，发现胰岛素的结构（Sanger 及其研究组）。

1960 年，胰岛素的放射免疫测定方法确立（Berson 和 Yalow）。

1967 年，发现胰岛素原（Steiner）。

1971 年，发现胰岛素受体（Roth，Cuatrecasus 及其研究组）。

1972 年，U100 胰岛素问世，并能提供更好的注射准确性。

1973 年，小剂量静脉胰岛素取代大剂量皮下胰岛素治疗酸中毒（Alberti 及其研究组）。

1976 年，C 肽用于临床检测（Rubenstein 等）。

1977 年，胰岛素基因被克隆（Ullrich，Rutter，Good-man 等）。

1978 年，纯化的"单峰"猪胰岛素（礼来公司）。

1978 年，开环胰岛素泵用于临床（Pickup 及其研究组）。

1981 年，发现胰岛素受体激酶活性（Kahm 及其研究组）。

1982 年，重组人胰岛素用于临床（礼来公司）。

1923 年以来，为糖尿病患者制造充足胰岛素的努力从未间断过，为此不断进行着胰岛素纯化和标准化工艺的改进。1926 年，10 U/mL、20 U/mL、40 U/mL 浓度的晶体胰岛素已在全世界应用于临床。经过了几十年的努力，终于实现了胰岛素纯化的最初目标：避免胰高血糖素等物质的污染。1936 年以后，鱼精蛋白和锌被用于延长胰岛素的作用时间。20 世纪 70 年代,自我监测血糖(self monitoring blood glucose,SMBG)成为糖尿病治疗的标准措施。分子生物学技术为制造更好的胰岛素提供可能。通过该技术可以制造人胰岛素或改变吸收特性的胰岛素类似物。这些新的胰岛素种类,以及制造更细小无痛的针头等技术的进步极大地方便了患者每天多次注射胰岛素,从而达到更好的血糖控制目标。胰岛素泵给药系统也得到了实现。在胰岛素制剂及给药方式等方面的进步使人目不暇接。

当新诊断的糖尿病患者出现严重的高血糖并引起酮症或非干预性体重减轻时,应联合使用胰岛素和/或其他降糖药物。使用降糖药物后,血糖仍无法下降至标准范围内的患者应尽快使用胰岛素治疗。一旦胰岛素治疗开始,及时给予准确剂量十分关键。基础胰岛素和餐后胰岛素应该根据患者自我检测的血糖水平及时调整。

(三)胰岛素制剂及其类似物的发展

1982 年,礼来公司第一次将重组人胰岛素用于临床。应用基因克隆及表达技术,在微生物中大量表达蛋白药物,标志着现代实验和临床内分泌治疗的结合,再次开启了糖尿病治疗的新篇章。相关实验研究主要分为两个方向,一个方向是对胰岛进行细致的组织学研究,另一个发展方向是研究胰岛素类似物。

1996 年,开发出短效胰岛素类似物——赖脯胰岛素(insulin lispro,Humalog)。

2001 年,开发出长效胰岛素类似物——甘精胰岛素(来的时,安万特公司)。

2001 年以后,通过对人胰岛素的肽链进行修饰、加入不同的佐剂等方式,改变胰岛素的理化和生物学特征,改变胰岛素的起效及失效时间,使达到速效和长效目的的多种类型胰岛素类似物正式进入了临床。通过合理地运用其组合,可以迅速降糖,减小低血糖症的风险,使注射时间灵活。

目前按照胰岛素的起效时间分类(表 1-1),胰岛素类似物可分为:

①速效胰岛素:又称超短效胰岛素,其起效时间迅速,皮下注射后 10～15 min 起效,作用达峰时间为 1～2 h,持续时间为 4～6 h,需要在餐前立即皮下注射。临床常用的有门冬胰岛素(insulin aspart)及赖脯胰岛素。这两个胰岛素类似物的分子改变使胰岛素分子自我聚合能力减弱,能保持单体或二聚体状态,皮下注射后吸收加快,通常 15 min 起效,30～60 min 达峰,作用持续时间为 2～5 h,更符合进餐时的生理需求,因此速效胰岛素类似物可于进餐前注射。

②短效胰岛素:皮下注射后 20～30 min 起效,作用达峰时间为 2～4 h,作用持续时间为 5～8 h,需要在餐前 30 min 皮下注射,临床常用的有普通胰岛素、精蛋白生物合成人胰岛素 R 及精蛋白锌重组人胰岛素 R 等。

③中效胰岛素:起效较为缓慢,皮下注射后 2.5～3 h 起效,作用达峰时间为 5～7 h,作用持续时间为 13～16 h,临床常用的有精蛋白生物合成人胰岛素 N 及精蛋白锌重组人胰岛素 N 等。

④长效胰岛素:长效胰岛素起效缓慢,皮下注射后 3～4 h 起效,无峰值,作用持续

时间为 24 h,甚至可达 30 h,临床常用的有甘精胰岛素(insulin glargine)及地特胰岛素(insulin detemir)等。甘精胰岛素将胰岛素 A 链第 21 位的门冬氨酸换成甘氨酸,并在 B 链 C 末端加两分子精氨酸,使其等电点偏向酸性,在生理 pH 值体液中溶解度降低,皮下注射后局部形成沉淀,缓慢分解吸收。地特胰岛素则在胰岛素 B 链第 29 位赖氨酸上接一游离脂肪酸侧链,切去第 30 位苏氨酸,经修饰后可与血浆白蛋白结合而延长其作用时间。长效胰岛素提供的基础胰岛素水平较稳定,使血糖控制较好,低血糖发生率降低。

　　⑤预混胰岛素:预混胰岛素即将短效胰岛素和中效胰岛素或者速效胰岛素和中效胰岛素按一定比例进行混合而组成。其起效既有短效或速效胰岛素的特点,维持时间较长,又有中效胰岛素的特点,临床既能控制餐前血糖又能控制餐后血糖,常用的有精蛋白生物合成人胰岛素 30 R、50 R,精蛋白锌重组人胰岛素 30 R、50 R,门冬胰岛素 30 R,重组赖脯胰岛素 25 R、50 R 等。

表 1-1　胰岛素的分类

制剂		通用名	作用时间/h			给药方式
种类	来源		起效	高峰	持续	
超短效胰岛素	胰岛素类似物	门冬胰岛素注射液	0.16～0.25	1～2	3～5	餐前 5 min,3 次/日
		赖脯胰岛素注射液				
		谷赖胰岛素注射液				
短效胰岛素	动物胰岛素	中性胰岛素注射液	0.5～1	2～4	6～8	餐前 30 min,3 次/日
	人胰岛素	生物合成人胰岛素注射液				
		精蛋白锌重组人胰岛素注射液				
		重组人胰岛素注射液				
		精蛋白重组人胰岛素注射液				
		常规重组人胰岛素注射液				
中效胰岛素	动物胰岛素	低精蛋白锌胰岛素注射液	2～4	4～10	10～16	早餐或晚餐前 1 h,1～2 次/日
	人胰岛素	精蛋白生物合成人胰岛素				
		精蛋白锌重组人胰岛素注射液				
		精蛋白重组人胰岛素注射液				
		低精蛋白重组人胰岛素注射液				

续表

制剂		通用名	作用时间/h			给药方式
种类	来源		起效	高峰	持续	
长效胰岛素	动物胰岛素	精蛋白锌胰岛素注射液	2～4	6～20	24～36	早餐或晚餐前 1 h，1～2 次/日
	人胰岛素	甘精胰岛素注射液				
		重组甘精胰岛素注射液				
		地特胰岛素				
预混胰岛素	动物胰岛素	精蛋白锌胰岛素注射液（30 R）	0.16～1	2～12	10～16	早餐或晚餐前 30 min，2 次/日
	人胰岛素	精蛋白生物合成人胰岛素注射液（30 R）				
		精蛋白生物合成人胰岛素注射液（50 R）				
		精蛋白锌重组人胰岛素混合注射液				
		精蛋白重组人胰岛素注射液				
		30/70 混合重组人胰岛素注射液				
		40/60 混合重组人胰岛素注射液				
		50/50 混合重组人胰岛素注射液				
		精蛋白重组人胰岛素混合注射液 30/70				
		精蛋白重组人胰岛素混合注射液 50/50				
	胰岛素类似物	门冬胰岛素 30 注射液				早餐或晚餐前 5 min，2～3 次/日
		门冬胰岛素 50 注射液				
		精蛋白锌重组赖脯胰岛素混合注射液 25				
		精蛋白锌重组赖脯胰岛素混合注射液 50				
		精蛋白锌重组赖脯胰岛素混合注射液（25 R）				

三、胰岛细胞的功能

在对胰岛功能及形态的进一步研究中,人们发现胰岛内除胰岛 β 细胞外,还含有几种截然不同的细胞类型,除了胰岛素以外胰岛还能产生和分泌多种功能不同的激素。胰岛不仅仅是一个由大约 1000 个内分泌细胞组成的细胞团,更是一个有着高度密集的微血管系统和丰富的自主神经支配的,以及富含整合蛋白和核纤层蛋白等细胞外基质的、结构和功能极其复杂的微器官。

目前已经知道,胰岛由五种内分泌细胞组成:α 细胞,β 细胞,δ 细胞,PP 细胞和 ε 细胞。α 细胞分泌胰高血糖素(glucagon),占胰岛细胞总数的 20%～25%;β 细胞分泌胰岛素(insulin),占胰岛细胞总数 60%～75%。胰岛素和胰高血糖素通过密集的胰岛内部血管网络直接释放到血液循环中,在调节血糖水平中起着重要作用。δ 细胞分泌生长激素抑制素(somatostatin),占胰岛细胞总数的 5%;还有 PP 细胞分泌胰多肽(pancreatic polypeptide),但数量极少。β 细胞聚集在胰岛中心,周围被 α 细胞、δ 细胞,还有 PP 细胞环绕。

(一)α 细胞

α 细胞最主要的功能是在低血糖的刺激下合成和分泌胰高血糖素,胰高血糖素通过 cAMP-PK 系统,激活肝细胞的磷酸化酶,加速糖原分解,来提供机体所需的能量。胰岛素抑制胰高血糖素的合成和释放,而胰高血糖素刺激 β 细胞分泌胰岛素。通过观察早期小鼠胰腺发育过程中的内分泌细胞发现,胰高血糖素阳性细胞是最早出现的内分泌细胞。胰高血糖素原(proglucagon)是胰高血糖素和胰高血糖素样肽(GLP-1)的前体。完全分化的 α 细胞合成胰高血糖素,而 GLP-1 是未分化的 α 细胞的产物。GLP-1 是一种调控细胞生长和生存的因子,可以促进神经原素 3(neurogenin 3)的表达,促进未分化的前体 α 细胞的增殖。近年来,越来越多的研究关注 α 细胞在 β 细胞的增殖中所发挥的作用。α 细胞有潜在的去分化、增殖能力;在胰岛的胚胎发育过程中 α 细胞可直接作为 β 祖细胞而发挥作用;而在成年时,病理状态下也可以去分化后再分化为 β 细胞。

(二)β 细胞

胰岛中 β 细胞的功能是合成和分泌胰岛素。胰岛素是机体内唯一降低血糖的激素,同时促进糖原、脂肪、蛋白质合成。机体进食后,血液中的血糖含量升高,刺激正常的 β 细胞产生胰岛素原。胰岛素原在内质网和高尔基体中被加工、剪切形成胰岛素,再经囊泡运输,以自分泌、旁分泌及内分泌方式,作用于 β 细胞、α 细胞、肝脏细胞、骨骼肌细胞、脂肪细胞上的胰岛素受体,启动 IRS-PI3K 代谢途径,使这些细胞对糖的分解和合成脂质、糖原、蛋白质的能力加强。

2 型糖尿病(T2DM)是一种由肝脏、脂肪和肌肉等周边器官对胰岛素抵抗所引起的疾病。最近的基因连锁和组织学分析研究表明,T2DM 患者胰岛中的 β 细胞明显少于健康人。1 型糖尿病(T1DM)患者大约占糖尿病患者总人数的 10%。T1DM 是一种自身免疫病,有选择地破坏 β 细胞,导致胰岛素绝对缺乏,需要注射胰岛素进行治疗。我们通常用链脲佐菌素(streptozotocin,STZ)或四氧嘧啶(alloxan)选择性破坏小鼠胰岛 β 细胞,模拟 T1DM 的发生发展。β 细胞的增殖率在年轻的啮齿动物中较高,但随着年龄的增长迅速降低。另外,研究者发现 β 细胞遭到破坏后有缓慢再生的能力,成年动物的胰岛增生可由怀孕或肥胖导致。溯源跟踪研究表明,产生胰岛素的新生 β 细胞是从胰岛 α 细胞或 δ 细胞分化而来,而这种分化能力取决于小鼠的年龄。

（三）δ 细胞

分泌生长激素抑制素的 δ 细胞占胰腺胰岛细胞总数的 5％。δ 细胞有复杂的形态,可与胰岛中的其他细胞相互作用。血糖水平影响 δ 细胞膜上的 ATP-K$^+$ 通道开放。在低水平的血糖环境中,ATP-K$^+$ 通道开放。当血糖升高时,δ 细胞 ATP-K$^+$ 通道关闭,这种关闭引起细胞膜去极化和电活动,增加生长激素的分泌,并以旁分泌或自分泌方式抑制胰岛素、胰高血糖素和生长激素抑制素的分泌。δ 细胞分泌的生长激素抑制素能激活生长激素抑制素受体,抑制 G 蛋白耦合,抑制 α 细胞和 β 细胞的电活动及胞外分泌功能。

（四）PP 细胞和 ε 细胞

PP 细胞在胰腺整体细胞数中含量极少,但是在胰头部分,其含量较高,是一种在胰腺细胞发育过程中成熟最慢的细胞。其主要的功能是分泌一些胰多肽,可促进胃酸和胃蛋白酶原的分泌,抑制胆汁和胰蛋白酶的分泌。ε 细胞是一种表达 Ghrelin 的新型胰岛细胞。Ghrelin 在胎儿及成人胰腺组织中表达。成人 Ghrelin 阳性细胞一般呈单个分布于胰岛周边,并且不与胰高血糖素、胰岛素、生长激素抑制素这几种已知的经典胰岛内分泌激素共表达。ε 细胞分泌的 Ghrelin 可能通过旁分泌或内分泌的方式对其他类型胰岛细胞发挥调节作用。ε 细胞可能在胚胎期的胰岛发育和分化中也发挥重要的作用,然而确切的生理学和病理生理学意义尚待进一步研究。

四、糖尿病的发生机制及其分型

（一）糖尿病的基本分类

由于病因及发病机制的差异,糖尿病可简单分为以下 4 个大类:

(1)1 型糖尿病(T1DM):由于自身免疫性导致 β 细胞破坏,通常的结局是胰岛素绝对缺乏。

(2)2 型糖尿病(T2DM):由于持续的胰岛素抵抗导致 β 细胞分泌的胰岛素逐渐减少,常发生于肥胖患者。

(3)妊娠糖尿病(GDM):在第二或第三阶段妊娠期内诊断为糖尿病并且不能明确糖尿病早发生于妊娠。

(4)其他原因引起的特定类型糖尿病:包括单基因糖尿病综合征(如新生儿糖尿病和青年人的成年发病型糖尿病（MODY）)、胰腺外分泌腺性疾病(如囊性纤维化)、药物或化学物品所致的糖尿病(如糖皮质激素类药物,在 HIV/AIDS 或器官移植后治疗中的应用)。

（二）糖尿病的诊断

糖尿病可根据血浆葡萄糖标准诊断,即空腹血浆葡萄糖(FPG)或 75 g 口服葡萄糖耐量试验(OGTT)后的 2 h 血浆葡萄糖(2 h PG)值。糖化血红蛋白 HbA1c 值也可作为诊断依据。以下条件满足其中一条即可诊断为糖尿病:

(1)空腹血糖 ≥ 126 mg/dL(7.0 mmol/L);

(2)2 h PG ≥ 200 mg/dL(11.1 mmol/L);

(3)HbA1c ≥ 6.5％(48 mmol/mol);

(4)患者有典型的高血糖或高血糖急症的症状,随机血糖 ≥ 200 mg/dL(11.1 mmol/L)。

除此之外,还有涉及胰岛 β 细胞功能方面的检查以及相关抗体 GADA、ICA、IAA、IA-2A 的联合检测来帮助判定糖尿病分型,确定其发病的病因及机制。

五、T1DM 的治疗现状与展望

糖尿病是一种长期的慢性疾病,将会导致许多主要的并发症,是终末期肾脏病、下肢截肢的常见病因,并且在心血管系统内也将导致一系列的恶性事件,如缺血性心脏病、卒中、外周血管疾病等。由糖尿病导致的视力下降甚至失明常常出现在长病程患者中,极大地影响患者的生活质量及寿命。如若血糖控制不好,患者往往会发生微血管病变(视网膜病变、肾病、神经病变)和大血管病变(冠状动脉、脑血管和外周血管疾病)等并发症。因此,糖尿病的治疗应该以防止出现急性代谢并发症为近期目标。更为重要的是,应该以通过良好的代谢控制来预防慢性并发症、提高患者生活质量和延长寿命为远期目标。为了达到这一长远目标,应建立规范并且完善的糖尿病教育和管理体系。

T1DM 占全球糖尿病病例的 5%～10%,且发病率在不断增加,但是目前尚无完全治愈 T1DM 的有效措施。T1DM 患者在发病初期就需要胰岛素治疗,且需终生注射胰岛素替代体内缺乏的胰岛素来控制血糖。大多数的 T1DM 患者应接受多剂量胰岛素注射或持续皮下胰岛素注射治疗。患者应接受与其碳水化合物摄入、餐前血糖水平和预期的社会活动水平相匹配的个性化的胰岛素注射剂量。

(一)胰岛素的输送

1. 胰岛素笔注射

在相当长的时间段内,常规胰岛素治疗包括每日一次或两次注射胰岛素,每日检测尿液或毛细血管血糖。在"糖尿病控制与合并症试验"发布之后,T1DM 的治疗模式转变为基于频繁血糖监测的强化胰岛素治疗和使用胰岛素笔或胰岛素泵灵活地每日多次给药。

胰岛素笔的药筒中含有胰岛素,并包含一个可更换的精细针头。胰岛素笔作为一种方便、易用的注射装置于 1981 年投入使用,并被广泛地用作多日注射(multiple daily injection,MDI)治疗的一部分。随着科学的进步,胰岛素笔也在不断地发展,如具有记忆功能的笔(如 HumaPen Memoir、Eli Lilly、NoOnEnter ECHO、Novo Nordisk)或跟踪既往剂量的笔帽(如 TimeSulin、Patients Pending、GoCap、Common Sensing)。在 2016 年,内置蓝牙连接的智能笔在美国得到了监管批准(如 InPen、Companion Medical、Esysta pen、Emperra Digital Diabetes Care)。这些智能笔使用户能够跟踪剂量并自动通过蓝牙将数据传输到智能手机上的糖尿病管理应用程序,并自动上传云数据,从而与医疗保健专业人员共享数据。然而,关于智能笔是否优于传统笔的研究还未见报道。

2. 胰岛素泵

胰岛素泵以预先编程的速率,通常每一小时或半小时(这个速率是可调节的),将短效或快速作用的胰岛素输送到皮下组织,而用户进餐时可将丸剂自主放入 teflon 或钢质导管提高胰岛素水平。胰岛素泵的出现可追溯到 19 世纪 70 年代,20 年后,得益于泵技术的改进和可靠性的提高,胰岛素泵的治疗才被广泛应用。私人保险和公共医疗保健系统的覆盖,进一步扩大了胰岛素泵的利用范围。

在传统泵或系留泵中,胰岛素储存器和经皮放置的套管通过 18 英寸(1 英寸＝0.025 m)至 42 英寸长的管连接。贴片泵采用模块化设计,包含一个非常短的胰岛素输液器,通常嵌入泵外壳内或泵的底部。不同于系留泵通常塞入口袋或携带在泵袋中,贴片泵直接连接到用户的皮肤。2017年发表的一项回顾性观察性研究显示,使用贴片泵的患者与使用传统系留泵的患者相比,HbA1c水平没有任何差异。

(二)血糖的监测

1. 毛细血管血糖测量

最广泛使用的血糖监测方法是使用手持式便携式血糖仪与血糖测试条和刺血针结合测量毛细血管血糖水平。毛细血管测试应该以优化糖尿病控制所需的频率进行,通常每天6～10次,尽管实际数量应该个体化。毛细血管血液检查的频率与改善HbA1c水平和降低急性血糖异常率成正相关。类似于胰岛素泵上的推注计算器,毛细血管血糖监测用集成专用的测量工具及复合试剂来计算胰岛素剂量。过去10年内的随机对照试验显示,与对照组相比,使用推注计算器的患者达到HbA1c正常目标的人数显著增加,低血糖发生率明显降低。

毛细血管血糖监测亦有其缺点,因为血液是间歇性采样的,即使经常进行,也只能提供血糖浓度的瞬时值。因此,一段时间内的高血糖和低血糖可能会被忽略,而不被纳入治疗决策。

2. 连续血糖监测

连续血糖监测(CGM)的出现是血糖监测领域的重要标志。目前使用的CGM装置应用酶尖端电极或荧光技术,以1～5 min的时间间隔测量皮下间质血糖浓度。无论是独立设备还是集成至胰岛素泵或手机中的阅读器,都可实时显示传输间质血糖读数(实时CGM)或按需扫描(瞬时监测血糖)或简单收集数据进行回顾性读数和分析。

在过去的10年里,CGM已经成为T1DM的护理标准。2017年德国奥地利糖尿病患者调查(DPV)登记处和T1DM Exchange登记处的数据显示,所有注册参与者的总CGM使用率(DPV:$n=20938$;T1DM Exchange:$n=8186$)分别为18.4%(DPV)和21.7%(T1DM Exchange),然而,在低血糖范围内测量时以及当血糖水平迅速变化时,该方式准确度较低。该技术已达到建议的参考值(MARD<10%),足以使患者可自我调节胰岛素剂量而不需要毛细血管血糖测量的验证。CGM系统已被批准在美国和欧盟用于非辅助医疗。当Libre系统测出低血糖或临床症状不匹配Libre传感器读数时,建议使用CGM系统。

CGM系统提供的数据克服了传统血糖指标如HbA1c(缺乏关于低血糖或高血糖频率和模式的信息)和毛细血管血糖测量的局限性(血液仅间歇采样,因此只能提供血糖水平的快照)。事实上,2017年发表的一份共识报告确定了基于CGM的血糖控制措施,并强调了CGM技术在现代糖尿病护理中的重要性。

早期使用的CGM系统对T1DM的儿童和年轻人的效果并不理想,但近10年发表的数据表明:CGM的使用与HbA1c水平的改善、轻度至中度低血糖发生率的降低和血糖水平变异性的降低密切相关,强烈支持CGM应作为MDI治疗的一部分。

3. Flash 血糖监测

传统的CGM需由用户自行将传感器插入皮下,或由医疗保健专业人员植入皮下,通过传感器监测皮下间质的血糖浓度。2014年雅培开发了无须刺破皮肤的FreeStyle Libre Flash血糖监测系统,该系统的传感器有2周的寿命,工厂校准,具有令人满意的精度,整体MARD为11%～14%。因其具有体积小、重量轻的特点,能够方便地评估血糖水平。随机临床研究（RCT）显示，在血糖控制良好的成人 T1DM 患者中，与平均每天进行 15 次扫描的血糖自我监测相比较，Flash 监测降低了低血糖的发生率，降低了血糖水平的变异性，改善了目标范围内的血糖水平。

胰岛素泵系统和 MDI 治疗的使用者使用 Libre 系统的益处是相同的。如果在低血糖控制方面进行严格的比较，CGM 系统比 Flash 血糖监测系统更有效地缩短了低血糖所持续的时间。在儿科人群中，目前尚无证据显示 Flash 血糖监测的有效性。将观测数据与 Flash 血糖监测装置结合起来进行频繁的扫描可以改善血糖监测结果。尽管来自 RCT 的证据有限，Flash 血糖监测依然是一种比 CGM 更为实惠的选择，可被认为是糖尿病管理的进步。

（三）血糖响应性胰岛素输送

在低血糖水平下或者预期低血糖将要发生时，自动暂停胰岛素输送的技术代表着血糖响应性胰岛素输送系统的诞生。闭环胰岛素输送系统更复杂，可以同时解决低血糖和高血糖的问题。

1. 基于阈值的胰岛素暂停

最早于 2009 年，美敦力公司发布基于阈值的胰岛素暂停技术。修订版于 2013 年在美国获得批准。当血糖传感器达到预定义的阈值时，胰岛素暂停系统中断胰岛素输送。在多中心随机对照和非随机研究（包括儿童和青少年）已证明，与单独使用胰岛素泵治疗或传感器增强泵治疗相比，自动胰岛素暂停系统是安全的，并且减少了总体和夜间低血糖发作的频率和持续时间。此外，基于阈值的暂停系统可以降低意识受损的患者发生中度或严重低血糖的风险。

2. 预测性低血糖胰岛素暂停

当通过计算预测到低血糖时，使用预测性低血糖胰岛素暂停技术的泵将停止胰岛素输送，该功能于 2015 年在欧洲和澳大利亚推出（MiniMed 640G，Medtronic Diabetes）。这种泵的改进版在美国被批准用于 16 岁及以上的患者（MiniMed 630G）。在包括成人、儿童和青少年在内的随机对照试验中，使用预测性低血糖胰岛素暂停技术可减少夜间和总体低血糖的发生，包括昼夜发作频率降低以及夜间事件发生率降低。这些益处的实现是以空腹过夜而早晨血糖水平轻度升高或增加中度高血糖症的时间为代价的。

3. 闭环胰岛素输送

闭环系统，也称为"人造胰腺"或"自动胰岛素输送系统"。该系统使用实时血液葡萄糖传感器，通过加载有更加精细的预测控制算法的微型计算机，自动且持续地控制胰岛素输送的速率，在皮肤下释放速效胰岛素。

用于学术和商业闭环系统的控制算法包括比例积分导数（proportional-integral-derivative，PID）控制器、模型预测控制器（model predictive controller，MPC）、基于模糊逻辑的控制器，或用于胰岛素和胰高血糖素共同输送的 MPC 和 PID 的组合控制器。

目前最新的系统包括双激素给药系统，可以提供胰岛素之外的第 2 种激素，常包括胰高血糖素样肽（glucagon-like peptide-1，GLP-1）或肠促胰素等。系统控制算法也多采用混合方法，可通过信息输入，处理手动推注给药及膳食改变事件，以精确预测使用者的血糖水平，精确控制激素输注的时间及速率。

根据两项 RCT 的荟萃分析比较人造胰腺系统与对照疗法（无论是传统的泵疗法还是传感器增强泵疗法），在门诊患者中，闭环疗法与传感器报告的血糖水平在接近正常范围内的时间百分比增加相关,并降低高血糖,同时适度降低糖化血红蛋白(HbA1c)水平。这些研究结果支持这项技术从研究进展到应用于主流临床实践。

血糖监测设备已经从不精确的笨重设备发展到与智能手机相连且由工厂校准的连续血糖传感设备。胰岛素制剂和胰岛素输送装置(包括胰岛素泵和血糖响应性胰岛素输送装置)的进展,提供了更有效的胰岛素给药途径。此外,软件工具现在可以系统地追踪和管理复杂的葡萄糖和胰岛素传递数据。连续血糖监测系统最近已被证明能显著降低 T1DM 患者的严重低血糖风险,给 T1DM 患者带来福音。该系统可显著减少低血糖症状的出现,同时不提升 HbA1c 水平。

现今的科学技术对 T1DM 患者的护理和管理引发了巨大的变革,葡萄糖传感和胰岛素输送等技术的出现减轻了糖尿病患者的自我护理及家庭护理的负担。在研究领域里,以混合人造胰腺系统形式的算法来驱动血糖响应性胰岛素输送的临床应用已经取得里程碑式的胜利。

美敦力公司开发的人造胰腺系统 MiniMed 670G 于 2016 年 7 月获得 FDA 批准,成为世界上第一个获得监管当局上市许可的混合闭环胰岛素输注系统。

在未来的十年中,具有附加数据管理功能的先进闭环系统将成为所有年龄组 T1DM 患者的护理标准,而生物人工胰腺和智能胰岛素策略还需要相当长的时间才能证明其安全性和有效性。

六、T2DM 的药物治疗

(一)治疗基础

糖尿病的医学营养治疗和运动治疗是控制 T2DM 高血糖的基本措施,是糖尿病患者综合管理中的重要一环。最佳的糖尿病治疗应该涉及日常行为、饮食、生活方式和药物干预。临床上鼓励所有患者参与糖尿病自我管理教育和支持,进行自我血糖监测。根据不同患者的情况个性化地设计医疗营养治疗方案,合理、均衡地分配各类营养物质,最好由注册营养师提供体育活动计划,成年患者建议每周至少要进行 150 min 适度强度的有氧运动,减少久坐;并进行每周不少于两次的抗阻力训练。

T2DM 是一种慢性进展性的疾病,血糖会随着病程的进展而呈现逐渐升高的趋势,因此控制高血糖的治疗强度也应该根据病情的实时进展而随之加强,可根据需要实施口服降糖药及注射胰岛素等多种手段的联合治疗。

(二)药物治疗

药物的选择应该遵循以患者为中心的原则。所选方案应该综合考虑疗效、费用、潜在的副作用(包括对于体重、并发症和低血糖的风险),并将患者的偏好纳入考虑范围内。

糖尿病的药物治疗应在饮食和运动不能纠正过高的血糖后运用,其机制大多与促使血糖升高的两个主要病理生理改变相关——胰岛素抵抗(insulin resistance,IR)和胰岛素分泌不足。为了多联用药的科学性,基于各类药物作用效果的不同,降糖药分为口服降糖药及其他类型药物。而口服降糖药物中,根据其作用机制不同主要为两类:促泌剂和其他类型。促泌剂是以促进胰岛素分泌为主要作用的药物,常见药物有磺脲类、格列奈类。而其他类型的机制则更为复杂多样,通过作用于不同的靶位点来达到降低血糖的目的,其中主要有双胍类、噻唑烷二酮类等。

各类口服降糖药的主要特点概括如下:①磺脲类和格列奈类直接刺激胰岛 β 细胞分泌胰岛素;②双胍类的主要药理作用是减少肝脏葡萄糖的输出;③噻唑烷二酮类(TZD)的主要药理作用为改善胰岛素抵抗;④α-葡萄糖苷酶抑制剂的主要药理作用为延缓碳水化合物在肠道内的消化吸收。

新诊断的超重或肥胖患者应该从饮食及生活方式的改变开始,并建议至少减掉 5% 的体重。如果生活方式的改变不足以维持或达到正常的血糖目标,首选二甲双胍纳入治疗方案。二甲双胍作为首选的初始药理剂,具备长期建立的有效性和安全性的证据基础并具有最佳性价比,在降低心血管事件和死亡风险方面有独特的优点。大量数据表明,二甲双胍可以继续用于肾功能下降及肾小球滤过率(GFR)为 30~45 mL/min 的糖尿病患者的治疗,但是剂量应该减少。

当采用单一的非胰岛素类药物的最大耐受剂量治疗三个月后,如若 HbA1c 仍不能达到或维持正常的目标,此时应该及时添加第二种药剂。联合用药应考虑二甲双胍和以下 6 种治疗方案中的 1 种:磺脲类药物、噻唑烷二酮类(TZD)、DPP-4 抑制剂、钠-葡萄糖共转运蛋白 2(SGLT2)抑制剂、胰高血糖素样肽-1(GLP-1)受体激动剂或基础胰岛素。用药原则以遵循患者疾病、药物特点以及患者的喜好为重点。饮食不规律或者服用双胍类药物后发现晚餐后低血糖患者可以换用快速作用的促泌剂(格列奈类)。在某些特殊情况下,可以使用一些其他药物,如 α-葡萄糖苷酶抑制剂、溴隐亭、考来维仑等。当 HbA1c 水平等于或大于 9% 时,可以采用初始双方案联合治疗来实现血糖控制。

如果患者无禁忌证且能够耐受,二甲双胍是 T2DM 患者起始治疗的首选药物。研究显示长期使用二甲双胍可能会导致维生素 B12 缺乏。因此,在采用二甲双胍治疗的患者中,尤其是伴有贫血或周围神经病变的患者,应该考虑定期监测维生素 B12 的水平。如有维生素 B12 缺乏的现象,应及时进行补充。但是,对于新诊断的 T2DM 患者,如有明显高血糖症状或 HbA1c 水平≥10% 或血糖≥16.7 mmol/L,应立即考虑开始胰岛素注射治疗(用或不用其他药物)。而对于 HbA1c≥ 9% 的初诊 T2DM 患者,可以考虑起始两药联合治疗。对于不合并动脉粥样硬化性心血管疾病的患者,如果单药治疗或两药联合治疗在 3 个月内没有达到或维持 HbA1c 目标,可以根据药物特性和患者自身因素加用另外一种降糖药物。T2DM 是长期进展性疾病,临床上面对不同的患者应不断重新评估药物治疗方案,并根据需要进行调整,同时考虑患者因素和方案的复杂性。对于没有达到血糖目标的 T2DM 患者,不应推迟药物强化治疗。如果患者无禁忌证,且可以耐受,应继续联合使用二甲双胍与其他药物(包括胰岛素)。

新发病的 T2DM 患者如有明显的高血糖症状、发生酮症或酮症酸中毒而就医,可首选胰岛素治疗。待其血糖得到良好控制、症状得到显著缓解后,再根据病情确定后续的治疗方案。针对那些新诊断为糖尿病且分型困难的患者,特别是与 T1DM 难以鉴别时,亦可首选胰岛素治疗。待血糖得到良好控制、症状得到显著缓解并确定分型后,再根据分型和具体病情制订后续的治疗方案。T2DM 患者在控制饮食和生活方式加上口服降糖药治疗的基础上,若血糖仍未达到控制目标,即可开始口服降糖药和起始胰岛素的联合治疗。在任何糖尿病的病程中(包括新诊断的 T2DM),一旦出现无明显诱因的体重显著下降时,应该尽早使用胰岛素治疗。根据患者具体情况,可选用基础胰岛素或预混胰岛素作为起始胰岛素治疗。

七、胰岛素治疗

胰岛素作为调控血糖浓度的最重要激素,在糖尿病的治疗中具有重要作用。不论 T1DM,还是 T2DM,正确使用胰岛素治疗,可有效地控制高血糖病情,降低糖尿病并发症的发生率。

(一)胰岛素治疗的基本原则

(1)T1DM:患者一经诊断就应开始胰岛素治疗并需终生替代治疗。由于患者残余 β 细胞数量和功能可能有差异,胰岛素治疗方案要注意个体化。①某些 T1DM 患者在"蜜月期",可短期使用预混胰岛素注射,每日 2 次,但预混胰岛素不宜用于 T1DM 患者的长期治疗。②多数患者需应用强化胰岛素治疗方案,尤其是 β 细胞功能已衰竭或妊娠时。采用多次皮下注射胰岛素或持续皮下输注胰岛素(continuous subcutaneous insulin infusion,CSⅡ,俗称胰岛素泵)方案。初始剂量为 0.5～1.0 U/(kg·d);其中全天剂量的 40%～50%用于提供基础胰岛素,剩余部分分别用于每餐前。CSⅡ可提供更接近生理性胰岛素分泌模式的胰岛素治疗方法,低血糖发生风险较小。

(2)T2DM:在如下情况下应考虑起始胰岛素治疗。①经生活方式干预和较大剂量口服多种降糖药联合治疗,血糖仍未达到控制目标;②在糖尿病病程中,出现无明显诱因的体重显著下降时;③对症状显著、血糖明显升高的新诊断 T2DM 患者,诊断时即可考虑胰岛素治疗,可以联用或不联用其他药物。可根据患者的具体情况,选择基础胰岛素(通常白天继续服用口服降糖药,睡前注射中效胰岛素或长效胰岛素类似物)或预混胰岛素,根据患者的血糖水平,选择每日 1～2 次的注射方案;当使用每日 2 次注射方案时,应停用促泌剂。胰岛素替代治疗的适应证包括 T2DM 患者 β 细胞功能明显减退、口服降糖药治疗反应差伴体重减轻或持续性高血压、难以分型的消瘦糖尿病等。

当患者需要注射胰岛素时,胰岛素类似物是首选,因为它们起效更快,反应时间更短。吸入性胰岛素可用于餐前,但其给药范围比较局限,并且有给药禁忌证,如慢性肺部疾病,使用此类胰岛素前后都必须进行肺功能检测,这给吸入性胰岛素的临床应用带来许多不便。当胰岛素治疗开始时,是否继续口服和注射药物成为医疗工作者的一个难题。有以下几种情况时可供参考:

(1)当患者的胰岛素注射方案更为复杂时,除了基础胰岛素的使用外,磺脲类、DPP-4 抑制剂和 GLP-1 受体激动剂通常可以停用。

(2)噻唑烷二酮类(吡格列酮)和 SGLT2 抑制剂可以联合使用达到改善血糖控制的目的,从而降低每日胰岛素用量。

(3)治疗充血性心力衰竭或伴有充血性心力衰竭的患者,应慎用噻唑烷二酮类药物。

总的原则是,根据患者的病情,先为患者制订初步试用方案,逐渐调整,直至血糖控制良好。

（二）胰岛素治疗的方案

1. 胰岛素的起始治疗中基础胰岛素的使用

（1）基础胰岛素包括中效人胰岛素和长效胰岛素类似物。当仅使用基础胰岛素治疗时，保留原有各种口服降糖药物，不必停用促泌剂。

（2）使用方法：继续口服降糖药治疗，联合中效人胰岛素或长效胰岛素类似物睡前注射。根据患者空腹血糖水平调整胰岛素用量，通常每 3～5 天调整 1 次，根据血糖水平每次调整 1～4 U 直至空腹血糖达标。

（3）如 3 个月后空腹血糖控制理想但 HbA1c 不达标，应考虑调整胰岛素治疗方案。

基础胰岛素的起始用量为 10 U 或 0.1～0.2 U/kg（体重）。基础胰岛素通常是与二甲双胍一起使用。当基础胰岛素确定到适当的水平使空腹血糖水平降至正常，但 HbA1c 水平仍然高于靶点时，应考虑联合注射疗法来降低餐后血糖。应立即在餐前使用 GLP-1 受体激动剂或胰岛素，如 1～3 次注射短效胰岛素。每日 2 次预混胰岛素类似物（70/30 份混合物或 75/25 份混合物或 50/50 份混合物）具有不同的药效特点，成为控制餐后血糖的第二选择。

2. 预混胰岛素的使用

（1）预混胰岛素包括预混人胰岛素和预混胰岛素类似物。根据患者的血糖水平，可选择每日 1～2 次的注射方案。当 HbA1c 较高时，使用每日 2 次的注射方案。

（2）每日 1 次预混胰岛素：起始的胰岛素剂量一般为 0.2 U/(kg·d)，晚餐前注射。根据患者空腹血糖水平调整胰岛素用量，通常每 3～5 天调整 1 次，根据血糖水平每次调整 1～4 U 直至空腹血糖达标。

（3）每日 2 次预混胰岛素：起始的胰岛素剂量一般为 0.2～0.4 U/(kg·d)，按 1∶1 的比例分配到早餐前和晚餐前。根据空腹血糖和晚餐前血糖分别调整早餐前和晚餐前的胰岛素用量，每 3～5 天调整 1 次，根据血糖水平每次调整的剂量为 1～4 U，直到血糖达标。

（4）T1DM 在蜜月期阶段，可短期使用预混胰岛素注射，每日 2～3 次。预混胰岛素不宜用于 T1DM 的长期血糖控制。

3. 大剂量胰岛素

在胰岛素起始治疗的基础上，经过充分的剂量调整，如患者的血糖水平仍未达标或出现反复的低血糖，需进一步优化治疗方案。可以采用餐时＋基础胰岛素（2～4 次/日）或每日 2～3 次预混胰岛素进行胰岛素强化治疗。使用方法如下：

（1）餐时大剂量＋基础胰岛素：根据睡前和餐前血糖的水平分别调整睡前和餐前胰岛素用量，每 3～5 天调整 1 次，根据血糖水平每次调整的剂量为 1～4 U，直至血糖达标。开始使用餐时大剂量＋基础胰岛素方案时，可在基础胰岛素的基础上采用仅在一餐前（如主餐）加用餐时胰岛素的方案。之后根据血糖的控制情况决定是否在其他餐前加用餐时胰岛素。

（2）每日 2～3 次预混胰岛素（预混人胰岛素每日 2 次，预混胰岛素类似物每日 2～3 次）：根据睡前和三餐前血糖水平进行胰岛素剂量调整，每 3～5 天调整 1 次，直到血糖达标。研究证明在 T2DM 患者采用餐时大剂量＋基础胰岛素（4 次/日）与每日 3 次预混胰岛素类似物进行治疗时，降低 HbA1c 的效能、低血糖发生率、胰岛素总剂量和对体重的影响在两组间无明显差别。

八、胰岛移植

糖尿病患者需要充分利用治疗，达到降低血糖时的风险和收益的平衡。因此，我们必须着眼于人体自身这一完整的自动化系统,借助机体维护生理性血糖的动态调节,可通过胰岛移植技术来实现这一目标。

部分 T1DM 患者到了病程后期,发展为脆性糖尿病(brittle diabetes),即使严格进行饮食控制和强化胰岛素治疗也不能理想地控制血糖,亦不能完全阻止糖尿病并发症的发生以及使用胰岛素期间可能产生的不良反应,尤其是糖尿病肾病、视网膜病变、神经病变及心血管疾病等并发症和日常低血糖的产生。医生与研究者都希望能有更有效的治疗方式,像自身分泌的胰岛素那样严格按照自身血糖的高低来调节血糖浓度,胰岛移植是目前认为最接近这一目标的治疗方式,很可能从根本上治愈 T1DM。

1972 年,胰岛移植技术首次应用于糖尿病大鼠并逆转其高血糖,这开启了现代胰岛移植之路。两年后,人类第一例同种异体胰岛移植得以开展,但因技术及认识原因,疗效甚微。

2000 年,移植医生 James Shapiro 在《The New England Journal of Medicine》上报道了其建立的"埃德蒙顿方案(Edmonton protocol)"。在他的研究中,该方案成功应用于 7 例异体胰岛移植,移植后患者均获得胰岛素不依赖并维持超过 1 年,大大提高了胰岛移植的成功率。该研究在胰岛移植发展历史上具有里程碑式的意义。关于胰岛移植在糖尿病治疗中的应用、问题及对策,笔者将在后续章节中进行详细讨论。

主要参考文献

[1] Wang L, Gao P, Zhang M, et al. Prevalence and Ethnic Pattern of Diabetes and Prediabetes in China in 2013[J]. Jama, 2017, 317(24): 2515-2523.

[2] Peters A L, Ahmann A J, Battelino T, et al. Diabetes Technology-Continuous Subcutaneous Insulin Infusion Therapy and Continuous Glucose Monitoring in Adults: An Endocrine Society Clinical Practice Guideline[J]. J Clin Endocrinol Metab, 2016, 101(11): 3922-3937.

[3] Tan S Y, Merchant J. Frederick Banting (1891-1941): Discoverer of insulin[J]. Singapore Med J, 2017, 58(1): 2-3.

[4] Kawai K, Yokota C, Ohashi S, et al. Evidence that glucagon stimulates insulin secretion through its own receptor in rats[J]. Diabetologia, 1995, 38(3): 274-276.

[5] Rall L B, Pictet R L, Williams R H, et al. Early differentiation of glucagon-producing cells in embryonic pancreas: a possible developmental role for glucagon[J]. Proc Natl Acad Sci U S A, 1973, 70(12): 3478-3482.

[6] Sangan C B, Tosh D. A new paradigm in cell therapy for diabetes: turning pancreatic alpha-cells into beta-cells[J]. Bioessays, 2010, 32(10): 881-884.

[7] Flannick J, Florez J C. Type 2 diabetes: genetic data sharing to advance complex disease research[J]. Nat Rev Genet, 2016, 17(9): 535-549.

[8] Finegood D T, Scaglia L, Bonner-Weir S. Dynamics of beta-cell mass in the growing rat pancreas. Estimation with a simple mathematical model[J]. Diabetes, 1995, 44(3): 249-256.

[9] Montanya E, Nacher V, Biarnes M, et al. Linear correlation between beta-cell

mass and body weight throughout the lifespan in Lewis rats: role of beta-cell hyperplasia and hypertrophy[J]. Diabetes,2000,49(8): 1341-1346.

[10] Thorel F, Nepote V, Avril I, et al. Conversion of adult pancreatic alpha-cells to beta-cells after extreme beta-cell loss[J]. Nature,2010,464(7292): 1149-1154.

[11] Chera S, Baronnier D, Ghila L, et al. Diabetes recovery by age-dependent conversion of pancreatic delta-cells into insulin producers[J]. Nature, 2014, 514 (7523): 503-507.

[12] Karimian N, Qin T, Liang T, et al. Somatostatin receptor type 2 antagonism improves glucagon counterregulation in biobreeding diabetic rats[J]. Diabetes,2013,62(8): 2968-2977.

[13] Rorsman P, Ramracheya R, Rorsman N J, et al. ATP-regulated potassium channels and voltage-gated calcium channels in pancreatic alpha and beta cells: similar functions but reciprocal effects on secretion[J]. Diabetologia,2014,57(9): 1749-1761.

[14] Alberti K G,Zimmet P Z. Definition, diagnosis and classification of diabetes mellitus and its complications. Part 1: diagnosis and classification of diabetes mellitus provisional report of a WHO consultation[J]. Diabet Med,1998,15(7): 539-553.

[15] Orgnization W H. Definition and diagnosis of diabetes mellitus and intermediate hyperglycemia: report of a WHO/IDF consultation [J]. Geneva: WHO Document Production Services,2006.

[16] Zhang L, Long J, Jiang W, et al. Trends in Chronic Kidney Disease in China [J]. N Engl J Med,2016,375(9): 905-906.

[17] Chamberlain J J,Rhinehart A S, Shaefer C F, et al. Diagnosis and Management of Diabetes: Synopsis of the 2016 American Diabetes Association Standards of Medical Care in Diabetes[J]. Ann Intern Med,2016,164(8): 542-552.

[18] Nathan D M,Genuth S, Lachin J, et al. The effect of intensive treatment of diabetes on the development and progression of long-term complications in insulin-dependent diabetes mellitus[J]. N Engl J Med,1993,329(14): 977-986.

[19] Pickup J C, Keen H, Parsons J A, et al. Continuous subcutaneous insulin infusion: an approach to achieving normoglycaemia[J]. Br Med J,1978,1(6107): 204-207.

[20] Sherr J L, Hermann J M, Campbell F, et al. Use of insulin pump therapy in children and adolescents with type 1 diabetes and its impact on metabolic control: comparison of results from three large, transatlantic paediatric registries[J]. Diabetologia, 2016,59(1): 87-91.

[21] Ziegler R,Heidtmann B, Hilgard D, et al. Frequency of SMBG correlates with HbA1c and acute complications in children and adolescents with type 1 diabetes[J]. Pediatr Diabetes,2011,12(1): 11-17.

[22] Miller K M, Beck R W,Bergenstal R M, et al. Evidence of a strong association between frequency of self-monitoring of blood glucose and hemoglobin A1c levels in T1D

exchange clinic registry participants[J]. Diabetes Care,2013,36(7)：2009-2014.

[23] Ziegler R，Cavan D A，Cranston I，et al. Use of an insulin bolus advisor improves glycemic control in multiple daily insulin injection（MDI）therapy patients with suboptimal glycemic control：first results from the ABACUS trial[J]. Diabetes Care,2013, 36(11)：3613-3619.

[24] Vallejo Mora M D R,Carreira M，Anarte M T，et al. Bolus Calculator Reduces Hypoglycemia in the Short Term and Fear of Hypoglycemia in the Long Term in Subjects with Type 1 Diabetes（CBMDI Study）[J]. Diabetes Technol Ther,2017,19(7)：402-409.

[25] Vallejo-Mora M D,Carreira-Soler M，Linares-Parrado F，et al. The Calculating Boluses on Multiple Daily Injections（CBMDI）study：A randomized controlled trial on the effect on metabolic control of adding a bolus calculator to multiple daily injections in people with type 1 diabetes[J]. J Diabetes,2017,9(1)：24-33.

[26] Bergenstal R M. Continuous glucose monitoring：transforming diabetes management step by step[J]. Lancet,2018,391(10128)：1334-1336.

[27] DeSalvo D J，Miller K M，Hermann J M，et al. Continuous glucose monitoring and glycemic control among youth with type 1 diabetes：International comparison from the T1D Exchange and DPV Initiative[J]. Pediatr Diabetes,2018.

[28] Bailey T，Bode B W，Christiansen M P，et al. The Performance and Usability of a Factory-Calibrated Flash Glucose Monitoring System[J]. Diabetes Technol Ther, 2015,17(11)：787-794.

[29] Kropff J，Choudhary P，Neupane S，et al. Accuracy and Longevity of an Implantable Continuous Glucose Sensor in the PRECISE Study：A 180-Day，Prospective，Multicenter，Pivotal Trial[J]. Diabetes Care,2017,40(1)：63-68.

[30] Bailey T S，Chang A,Christiansen M. Clinical accuracy of a continuous glucose monitoring system with an advanced algorithm[J]. J Diabetes Sci Technol,2015,9(2)：209-214.

[31] Laffel L. Improved Accuracy of Continuous Glucose Monitoring Systems in Pediatric Patients with Diabetes Mellitus：Results from Two Studies[J]. Diabetes Technol Ther,2016,18 Suppl 2：S223-233.

[32] Garg S K，Weinzimer S A，Tamborlane W V，et al. Glucose Outcomes with the In-Home Use of a Hybrid Closed-Loop Insulin Delivery System in Adolescents and Adults with Type 1 Diabetes[J]. Diabetes Technol Ther,2017,19(3)：155-163.

[33] Kropff J，Bruttomesso D，Doll W，et al. Accuracy of two continuous glucose monitoring systems：a head-to-head comparison under clinical research centre and daily life conditions[J]. Diabetes Obes Metab,2015,17(4)：343-349.

[34] Pleus S，Schoemaker M，Morgenstern K，et al. Rate-of-Change Dependence of the Performance of Two CGM Systems During Induced Glucose Swings[J]. J Diabetes Sci Technol,2015,9(4)：801-807.

［35］ Kovatchev B P，Patek S D，Ortiz E A，et al. Assessing sensor accuracy for non-adjunct use of continuous glucose monitoring［J］. Diabetes Technol Ther，2015，17(3)：177-186.

［36］ Aleppo G，Ruedy K J，Riddlesworth T D，et al. REPLACE-BG：A Randomized Trial Comparing Continuous Glucose Monitoring With and Without Routine Blood Glucose Monitoring in Adults With Well-Controlled Type 1 Diabetes［J］. Diabetes Care，2017，40(4)：538-545.

［37］ Danne T，Nimri R，Battelino T，et al. International Consensus on Use of Continuous Glucose Monitoring［J］. Diabetes Care，2017，40(12)：1631-1640.

［38］ Yeh H C，Brown T T，Maruthur N，et al. Comparative effectiveness and safety of methods of insulin delivery and glucose monitoring for diabetes mellitus：a systematic review and meta-analysis［J］. Ann Intern Med，2012，157(5)：336-347.

［39］ Tamborlane W V，Beck R W，Bode B W，et al. Continuous glucose monitoring and intensive treatment of type 1 diabetes［J］. N Engl J Med，2008，359(14)：1464-1476.

［40］ Pickup J C，Freeman S C，Sutton A J. Glycemic control in type 1 diabetes during real time continuous glucose monitoring compared with self monitoring of blood glucose：meta-analysis of randomised controlled trials using individual patient data［J］. Bmj，2011，343：d3805.

［41］ Langendam M，Luijf Y M，Hooft L，et al. Continuous glucose monitoring systems for type 1 diabetes mellitus［J］. Cochrane Database Syst Rev，2012，1：Cd008101.

［42］ Szypowska A，Ramotowska A，Dzygalo K，et al. Beneficial effect of real-time continuous glucose monitoring system on glycemic control in type 1 diabetic patients：systematic review and meta-analysis of randomized trials［J］. Eur J Endocrinol，2012，166(4)：567-574.

［43］ Hoeks L B，Greven W L，de Valk H W. Real-time continuous glucose monitoring system for treatment of diabetes：a systematic review［J］. Diabet Med，2011，28(4)：386-394.

［44］ Golicki D T，Golicka D，Groele L，et al. Continuous Glucose Monitoring System in children with type 1 diabetes mellitus：a systematic review and meta-analysis［J］. Diabetologia，2008，51(2)：233-240.

［45］ Bergenstal R M，Tamborlane W V，Ahmann A，et al. Effectiveness of sensor-augmented insulin-pump therapy in type 1 diabetes［J］. N Engl J Med，2010，363(4)：311-320.

［46］ Bergenstal R M，Tamborlane W V，Ahmann A，et al. Sensor-augmented pump therapy for A1C reduction (STAR 3) study：results from the 6-month continuation phase［J］. Diabetes Care，2011，34(11)：2403-2405.

［47］ Battelino T，Phillip M，Bratina N，et al. Effect of continuous glucose monitoring on hypoglycemia in type 1 diabetes［J］. Diabetes Care，2011，34(4)：795-800.

[48] Beck R W, Riddlesworth T, Ruedy K, et al. Effect of Continuous Glucose Monitoring on Glycemic Control in Adults With Type 1 Diabetes Using Insulin Injections: The DIAMOND Randomized Clinical Trial[J]. Jama,2017,317(4): 371-378.

[49] Fonseca V A,Grunberger G, Anhalt H, et al. Continuous glucose monitoring: a consensus conference of the American association of clinical endocrinologists and American college of endocrinology[J]. Endocr Pract,2016,22(8): 1008-1021.

[50] Picard S, Hanaire H, Reznik Y, et al. Optimization of Insulin Regimen and Glucose Outcomes with Short-Term Real-Time Continuous Glucose Monitoring in Adult Type 1 Diabetes Patients with Suboptimal Control on Multiple Daily Injections: The Adult DIACCOR Study[J]. Diabetes Technol Ther,2018,20(6): 403-412.

[51] Lind M,Polonsky W, Hirsch IB, et al. Continuous Glucose Monitoring vs Conventional Therapy for Glycemic Control in Adults With Type 1 Diabetes Treated With Multiple Daily Insulin Injections: The GOLD Randomized Clinical Trial[J]. Jama,2017, 317(4): 379-387.

[52] Bolinder J, Antuna R, Geelhoed-Duijvestijn P, et al. Novel glucose-sensing technology and hypoglycaemia in type 1 diabetes: a multicentre, non-masked, randomised controlled trial[J]. Lancet,2016,388(10057): 2254-2263.

[53] Edge J,Acerini C, Campbell F, et al. An alternative sensor-based method for glucose monitoring in children and young people with diabetes[J]. Arch Dis Child,2017, 102(6): 543-549.

[54] Dunn T C, Xu Y, Hayter G, et al. Real-world flash glucose monitoring patterns and associations between self-monitoring frequency and glycemic measures: A European analysis of over 60 million glucose tests[J]. Diabetes Res Clin Pract,2018,137: 37-46.

[55] Ly T T, Nicholas J A,Retterath A, et al. Effect of sensor-augmented insulin pump therapy and automated insulin suspension vs standard insulin pump therapy on hypoglycemia in patients with type 1 diabetes: a randomized clinical trial[J]. Jama,2013, 310(12): 1240-1247.

[56] Bergenstal R M, Klonoff D C, Garg S K, et al. Threshold-based insulin-pump interruption for reduction of hypoglycemia[J]. N Engl J Med,2013,369(3): 224-232.

[57] Weiss R,Garg S K, Bode B W, et al. Hypoglycemia Reduction and Changes in Hemoglobin A1c in the ASPIRE In-Home Study[J]. Diabetes Technol Ther,2015,17(8): 542-547.

[58] Danne T, Kordonouri O, Holder M, et al. Prevention of hypoglycemia by using low glucose suspend function in sensor-augmented pump therapy[J]. Diabetes Technol Ther,2011,13(11): 1129-1134.

[59] Choudhary P, Shin J, Wang Y, et al. Insulin pump therapy with automated insulin suspension in response to hypoglycemia: reduction in nocturnal hypoglycemia in

those at greatest risk[J]. Diabetes Care,2011,34(9): 2023-2025.

[60] Agrawal P, Zhong A, Welsh J B, et al. Retrospective analysis of the real-world use of the threshold suspend feature of sensor-augmented insulin pumps[J]. Diabetes Technol Ther,2015,17(5): 316-319.

[61] Maahs D M, Calhoun P, Buckingham B A, et al. A randomized trial of a home system to reduce nocturnal hypoglycemia in type 1 diabetes[J]. Diabetes Care,2014,37(7): 1885-1891.

[62] Buckingham B A, Raghinaru D, Cameron F, et al. Predictive Low-Glucose Insulin Suspension Reduces Duration of Nocturnal Hypoglycemia in Children Without Increasing Ketosis[J]. Diabetes Care,2015,38(7): 1197-1204.

[63] Battelino T, Nimri R, Dovc K, et al. Prevention of Hypoglycemia With Predictive Low Glucose Insulin Suspension in Children With Type 1 Diabetes: A Randomized Controlled Trial[J]. Diabetes Care,2017,40(6): 764-770.

[64] Steil G M, Rebrin K, Darwin C, et al. Feasibility of automating insulin delivery for the treatment of type 1 diabetes[J]. Diabetes,2006,55(12): 3344-3350.

[65] Weinzimer S A, Steil G M, Swan K L, et al. Fully automated closed-loop insulin delivery versus semiautomated hybrid control in pediatric patients with type 1 diabetes using an artificial pancreas[J]. Diabetes Care,2008,31(5): 934-939.

[66] Hovorka R, Allen J M, Elleri D, et al. Manual closed-loop insulin delivery in children and adolescents with type 1 diabetes: a phase 2 randomised crossover trial[J]. Lancet,2010,375(9716): 743-751.

[67] Atlas E,Nimri R, Miller S, et al. MD-logic artificial pancreas system: a pilot study in adults with type 1 diabetes[J]. Diabetes Care,2010,33(5): 1072-1076.

[68] Weisman A, Bai J W, Cardinez M, et al. Effect of artificial pancreas systems on glycemic control in patients with type 1 diabetes: a systematic review and meta-analysis of outpatient randomised controlled trials[J]. Lancet Diabetes Endocrinol,2017,5(7): 501-512.

[69] Thabit H, Tauschmann M, Allen J M, et al. Home Use of an Artificial Beta Cell in Type 1 Diabetes[J]. N Engl J Med,2015,373(22): 2129-2140.

[70] Kropff J, Del Favero S, Place J, et al. 2 month evening and night closed-loop glucose control in patients with type 1 diabetes under free-living conditions: a randomised crossover trial[J]. Lancet Diabetes Endocrinol,2015,3(12): 939-947.

[71] Tauschmann M, Hovorka R. Technology in the management of type 1 diabetes mellitus-current status and future prospects[J]. Nat Rev Endocrinol,2018,14(8): 464-475.

[72] Malek R,Davis S N. Novel Methods of Insulin Replacement: The Artificial Pancreas and Encapsulated Islets[J]. Rev Recent Clin Trials,2016,11(2): 106-123.

[73] Haas L, Maryniuk M, Beck J, et al. National standards for diabetes self-management education and support[J]. Diabetes Care,2014,37 Suppl 1: S144-153.

[74] Ji L，Su Q，Feng B，et al. Structured self-monitoring of blood glucose regimens improve glycemic control in poorly controlled Chinese patients on insulin therapy：Results from COMPASS[J]. J Diabetes,2017,9(5)：495-501.

[75] Pan X R，Li G W，Hu Y H，et al. Effects of diet and exercise in preventing NIDDM in people with impaired glucose tolerance. The Da Qing IGT and Diabetes Study [J]. Diabetes Care,1997,20(4)：537-544.

[76] Yacoub T G. Combining clinical judgment with guidelines for the management of type 2 diabetes：overall standards of comprehensive care[J]. Postgrad Med,2014,126 (3)：85-94.

[77] Qaseem A，Barry M J，Humphrey L L，et al. Oral Pharmacologic Treatment of Type 2 Diabetes Mellitus：A Clinical Practice Guideline Update From the American College of Physicians[J]. Ann Intern Med,2017,166(4)：279-290.

[78] Holman R R，Paul S K，Bethel M A，et al. 10-year follow-up of intensive glucose control in type 2 diabetes[J]. N Engl J Med,2008,359(15)：1577-1589.

[79] Duckworth W，Abraira C，Moritz T，et al. Glucose control and vascular complications in veterans with type 2 diabetes[J]. N Engl J Med,2009,360(2)：129-139.

[80] Kirkman M S，Mahmud H，Korytkowski M T. Intensive Blood Glucose Control and Vascular Outcomes in Patients with Type 2 Diabetes Mellitus[J]. Endocrinol Metab Clin North Am,2018,47(1)：81-96.

[81] Rosenstein R，Hough A. Empagliflozin，Cardiovascular Outcomes，and Mortality in Type 2 Diabetes[J]. N Engl J Med,2016,374(11)：1093-1094.

[82] 纪立农，陆菊明，朱大龙，等. 成人 2 型糖尿病基础胰岛素临床应用中国专家指导建议[J]. 中国糖尿病杂志,2017,25(01)：2-9.

[83] Horvath K，Jeitler K，Berghold A，et al. Long-acting insulin analogues versus NPH insulin（human isophane insulin）for type 2 diabetes mellitus[J]. Cochrane Database Syst Rev,2007(2)：Cd005613.

[84] Yang W，Ji Q，Zhu D，et al. Biphasic insulin aspart 30 three times daily is more effective than a twice-daily regimen，without increasing hypoglycemia，in Chinese subjects with type 2 diabetes inadequately controlled on oral antidiabetes drugs[J]. Diabetes Care,2008,31(5)：852-856.

[85] Farmer A J，Oke J，Stevens R，et al. Differences in insulin treatment satisfaction following randomized addition of biphasic，prandial or basal insulin to oral therapy in type 2 diabetes[J]. Diabetes Obes Metab,2011,13(12)：1136-1141.

[86] Holman R R，Thorne K I，Farmer A J，et al. Addition of biphasic，prandial，or basal insulin to oral therapy in type 2 diabetes[J]. N Engl J Med，2007，357(17)：1716-1730.

[87] Robertson R P. Islet transplantation as a treatment for diabetes-a work in progress[J]. N Engl J Med,2004,350(7)：694-705.

［88］ Bloomgarden Z T. Diabetes complications［J］. Diabetes Care，2004，27（6）：1506-1514.

［89］ Hoerger T J，Ahmann A J. The impact of diabetes and associated cardiometabolic risk factors on members：strategies for optimizing outcomes［J］. J Manag Care Pharm，2008，14(1 Suppl C)：S2-14；quiz 15-16.

［90］ Shapiro A M，Lakey J R，Ryan E A，et al. Islet transplantation in seven patients with type 1 diabetes mellitus using a glucocorticoid-free immunosuppressive regimen［J］. N Engl J Med，2000，343(4)：230-238.

（张露　谢浩　刘新　周庆）

第二章
胰腺移植与胰岛移植

导言

多种新型胰岛素类似物和胰岛素泵的问世,使绝大多数的 1 型糖尿病患者的血糖能够维持在正常水平。但如何治愈 1 型糖尿病,依然是当今的重大医学难题之一。解决这一问题最直接的方法就是胰腺或胰岛移植,为患者提供他们所缺乏的功能性 β 细胞。虽然自第一例人源胰腺移植手术至今已五十余载,但是这一看似简单的方法,目前仍存在许多困难。为使研究者更好地了解胰腺和胰岛移植,本章将分别从胰腺移植和胰岛移植两个方向,分别对其发展、移植方式和优缺点进行介绍。

一、胰腺移植

(一)胰腺移植的历史与简介

最早于 1894 年,英国医生 Williams 和 Harsant 尝试对 1 例 15 岁 1 型糖尿病少年进行胰腺移植,他们将部分羊胰腺成分移植到患者皮下,开启了胰腺移植治疗糖尿病的先河。1966 年,美国明尼苏达大学的 Kelly 和 Lillehei 等进行了世界首例人源胰腺移植手术,但患者不幸死于败血症和排斥反应。随着外科手术和免疫抑制方案的进步,到 20 世纪 80 年代中期这种移植方法已得到广泛应用,并且胰腺移植手术例数开始稳步增长。至今已开展40000 余例胰腺移植手术,这些手术大部分在美国和欧洲实施。

我国胰腺移植手术起步较晚。1982 年,武汉同济医院器官移植研究所实施了中国首例胰腺移植,由此拉开亚洲和中国胰腺移植的序幕。1989 年,武汉同济医院又施行了中国首例胰肾联合移植(simultaneous pancreas-kidney transplantation,SPKT)。中国胰腺移植逐步发展,截至 2000 年,全国二十多家单位共施行 68 例 SPKT,但受限于外科技术、免疫抑制剂和临床系统管理经验的不足,术后受者和移植胰腺 1 年存活率均不足 5%。2001 年至2010 年间,各种困难逐渐被克服,中国胰腺移植进入新阶段,36 个移植中心共施行了近 200例 SPKT,手术成功率有了显著提高,并出现了一批长期存活病例。目前中国胰腺移植的总例数已经接近 500 例。自 2015 年开始,中国器官移植全面进入了公民逝世后器官捐献(donation after citizens' death,DCD)时代,胰腺移植又面临着新的发展机遇和挑战。

(二)胰腺移植的分类

胰腺移植手术按照是否合并肾脏移植手术可分为三类:单纯胰腺移植(pancreas

transplantation alone,PTA),肾移植后胰腺移植(pancreas after kidney transplantation,PAK)和 SPKT。

PTA 主要适用于有严重的反复急性发作的糖尿病并发症,且外源性胰岛素难以治疗或无法耐受、同时肾功能正常的糖尿病患者,占胰腺移植的 5%～10%。此种手术需要使用免疫抑制剂进行抗排斥治疗,但依然存在较高的死亡率。胰腺器官的来源一般为心脏死亡供者的器官捐献,但还有部分临床报道了活体半条胰腺移植,该方案以亲属的活体胰腺的远端部位为器官来源,使供体自身也有罹患糖耐量减退及糖尿病的风险,目前依然存在诸多争议。

PAK 主要适用于有严重肾病并发症或肾移植后出现血糖难以控制的 1 型糖尿病患者。PAK 的优势在于可减少移植等待时间,能先行治疗患者尿毒症,在胰腺移植前使患者健康状况得到改善。占胰腺移植的 10%～15%。但是 PAK 依然存在着较高的死亡率。与 SPKT 相比,PAK 后胰腺发挥功能时间较短,慢性排斥反应发生率比 SPKT 高很多。

SPKT 是大多数胰腺移植患者的最佳选择。约占胰腺移植手术的 80%。SPKT 既能治疗患者尿毒症又能改善糖代谢紊乱,且供体相同,HLA 抗原相同,能根据移植后肾脏的排斥反应来判断后发的胰腺免疫排斥情况。

（三）适应证的选择

胰腺移植多适用于 1 型糖尿病患者,约占 90%。近年来也有许多 2 型糖尿病患者实施了胰腺移植手术,占 7%～8%。胰腺移植适应证包括:

（1）1 型糖尿病患者,血糖极度不稳定,且存在严重的并发症,如糖尿病肾病、神经病变、视网膜病变等。

（2）出现并发症且血糖难以控制的 2 型糖尿病患者。

（3）各种原因导致全胰切除者,如肿瘤、胰腺损伤等。

（四）胰腺移植的外科手术技术

胰腺既是内分泌腺,也是外分泌腺。作为内分泌腺时,胰腺分泌胰岛素、胰高血糖素等激素。内分泌腺没有导管,分泌的物质直接进入血液循环。胰腺作为外分泌腺时,分泌胰液,经导管流入小肠(外分泌腺分泌的物质需要通过导管排出)。胰腺移植一般采用异位移植,根据不同的术式方案,可分为内分泌引流法和外分泌引流法。

（1）胰腺移植的内分泌引流法:早期胰腺移植主要采用体循环静脉回流(systemical venous drainage,SVD)方式。既往认为 SVD 中胰岛素未经肝脏代谢直接回流进入体循环,会导致持续性高胰岛素症状,从而引起机体代谢紊乱及动脉粥样硬化。1992 年,Rosenlof 等采用脾静脉引流,实现了供体胰的门静脉回流(portal venous drainage,PVD),这样做虽然对手术操作要求更高,但是更加符合生理特征。

（2）胰腺移植的外分泌引流法:外分泌引流可选择膀胱引流(bladder drainage,BD)或肠内引流(enteric drainage,ED)。BD 方式目前已被广泛应用 10 多年。但是这种 BD 手术方式会导致多种并发症,如酸中毒、脱水、感染等一系列的问题。因此,BD 方式目前已逐渐被 ED 所替代,即将供体的十二指肠与受体的回肠进行侧-侧吻合,以此将胰液引流入肠腔。

（五）小结

随着手术指征的明确,手术技术的持续改进,免疫抑制治疗的日趋进步,胰腺移植手术,尤其是 SPKT,已成为治疗终末型 1 型糖尿病的可行方案之一。但这种手术复杂,死亡率较高,手术成功患者也常伴随多种手术并发症,患者常需要长时间的住院观察并且常需进行二次手术。术后最常见的并发症是免疫排斥反应,其次是手术并发症,如血栓、感染、胰漏、胰腺炎及泌尿系统疾病等。而且,供体来源的缺乏亦严重制约着胰腺移植的发展。

二、胰岛移植

胰岛移植,顾名思义,就是提取供者的胰岛,在保证其活性和功能的情况下,再将其移植到糖尿病患者的体内,从而使其在患者体内感知血糖,调控血糖,达到治愈糖尿病的目的。胰岛移植可以提供正常的胰岛细胞来代替患者体内已被破坏的细胞,从而维持正常血糖水平。胰岛移植是一种胰岛素替代治疗方式,它比外源性胰岛素注射更能符合正常生理血糖调控,同时也降低了低血糖的发生率,促进了血糖控制,也改善了糖尿病患者的生活质量。胰岛移植的开展和研究,为糖尿病患者提供了更加多元的治疗方式,同时在治愈糖尿病的道路上前进了一步,越来越多的科研工作者和临床医生开始关注胰岛移植这种新的治疗方式。

(一)胰岛移植的历史与发展

随着糖尿病发病率的逐年增高,这种内分泌代谢紊乱的疾病在人群中肆虐。为了治愈患者,医生和科学家们纷纷开展各项研究与尝试,试图寻找治疗糖尿病的新方法、新理念,于是胰岛移植应运而生。

1. 胰岛移植理念的形成

胰腺移植在成功之后,就一直被认为是治愈糖尿病的唯一方法。科学家为适合的糖尿病患者开展胰腺移植。然而,随着病例数的积累,研究者们发现胰腺移植是极其困难而又复杂的手术,感染、血管吻合处血栓形成、出血、胰瘘、严重排斥反应以及坏死性胰腺炎等术后并发症发生率较高,这些并发症一旦发生,将严重威胁受者生命。

1969 年,Lacy 证实大多数糖尿病患者胰腺外分泌功能(产生消化酶)是正常的,仅需要有内分泌功能(产生胰岛素)的胰岛细胞,因此提出"针对患者所需"的治疗方法,即以胰岛移植替代胰腺移植,这种开拓性的思维转换令人鼓舞,自此胰腺器官移植开始转向细胞移植的理念被广泛接受。世界上各大研究机构开始尝试胰岛细胞替代疗法,以期治愈糖尿病。

2. 从理论走向实践

1972 年,Ballinger 等首次报道了将分离获得的健康大鼠的胰岛经腹腔移植至糖尿病大鼠,可逆转糖尿病大鼠的高血糖症状。1974 年美国明尼苏达大学 Sutherland 等实施了世界上首例人胰岛移植治疗 1 型糖尿病患者。此后,胰岛移植的研究和应用逐渐增多。1988 年,Ricordi 等发明了半自动胰岛分离系统,解决了胰岛分离和纯化的技术障碍,胰岛移植开始从实验阶段进入临床实践。1992 年,Pyzdrow 等首次报道了 1 型糖尿病患者接受胰岛移植后,完全脱离了对胰岛素依赖的病例,结果令人鼓舞。

3. 从实践到相对成熟(Edmonton 方案)

胰岛移植在初步成功之后,引起了广泛的关注,全世界 20 多家移植中心相继开始开展临床试验,但是大多数医疗机构的尝试都不是很成功。有研究者统计过,自 20 世纪 90 年代以来,接受胰岛移植的 267 位患者中,只有不超过 10% 的糖尿病患者能超过一年不使用外源性胰岛素控制血糖,实现胰岛素不依赖。

2000 年,加拿大阿尔伯塔大学 Shapiro 等报道了 7 例 1 型糖尿病患者进行胰岛移植术,均在术后 1 年内成功停用胰岛素,预后明显改善。他们采用了无糖皮质激素的新型低毒高效免疫抑制剂,即他克莫司、雷帕霉素和小剂量赛尼哌,并且每位糖尿病患者至少接受了两个供者胰腺的胰岛,其临床经验被称为 Edmonton 方案。这个方案是胰岛移植进程中的里程碑,使全世界的胰岛移植研究达到高峰。此后,临床胰岛移植引起广泛关注,全世界近 20 家移植中心相继开展了临床试验。然而,该团队对 65 例 1 型糖尿病胰岛移植受者随访发现,受者移植获得的胰岛 β 细胞功能随着时间推移而进行性丢失,胰岛移植 5 年后,尽管 80% 的受者移植的胰岛仍存在部分功能,但只有 10% 的受者完全脱离胰岛素。

为进一步验证 Edmonton 方案的临床效果,研究者开展了一项纳入 36 例 1 型糖尿病胰岛移植受者的国际多中心临床试验,最终的结果差异极大:移植后 1 年,16 例受者完全脱离胰岛素,10 例移植胰岛有部分功能,其余 10 例移植胰岛失去功能;移植后 3 年,仅 1 例受者完全脱离胰岛素。因此,移植胰岛功能的进行性丢失,以及该方案的不可复制性是 Edmonton 方案的致命缺陷。

在美国国立卫生研究院和食品药品监督管理局的指导下,有 8 家医疗中心于 2004 年联合成立了临床胰岛移植协会。他们对 Edmonton 方案做了重大改进,包括以下 4 个方面:

①使用改进的胶原酶混合物进行统一和标准化的胰岛分离;

②使用多克隆抗胸腺细胞球蛋白和 TNF-α 拮抗剂进行免疫抑制诱导;

③采用不含糖皮质激素的免疫抑制维持方案(包括低剂量他克莫司和雷帕霉素);

④在移植前对胰岛进行体外培养。

该胰岛移植协会的研究证实了胰岛移植治疗严重无症状性低血糖 1 型糖尿病的有效性。移植后 1 年,完全脱离胰岛素且未发生严重低血糖、糖化血红蛋白正常的受者的所占比例均显著升高。

至此,胰岛移植的技术趋于成熟,但是在治愈糖尿病的路上,胰岛移植的临床应用还有多个问题需要解决,我们将在后续章节对其进行详细讨论。

(二)我国胰岛移植的发展

目前,胰岛移植中心主要集中在美国、加拿大和欧洲少数国家;其中美国主要的胰岛移植中心包括宾夕法尼亚大学、明尼苏达大学、迈阿密大学等。宾夕法尼亚大学率先采用心脏死亡供者的胰腺来分离胰岛并进行移植,取得了良好效果。

我国开展胰岛移植治疗 1 型糖尿病的研究和临床应用起步较晚,但在此领域的进步却显而易见。1982 年,上海市第一人民医院率先开展了人胚胎胰岛组织移植。2009 年,中日友好医院娄晋宁团队率先应用胰岛移植联合肾移植治疗 2 型糖尿病肾病患者,手术 22 例,并进行了 3 年功能和安全性评价随访,疗效满意。2015 年,天津市第一中心医院王树森团队成功实施了我国首例胰岛移植治疗 1 型糖尿病儿童患者。四川省人民医院是国内最早建立药品生产质量管理标准(good manufacturing practice,GMP)实验室的胰岛移植团队,目前临床同种异体胰岛移植报道例数居国内首位,也是实施我国首例临床胰腺次全切除联合自体胰岛移植的中心。

而对于异种移植,国内中南大学湘雅三医院成果丰硕。王维作为湖南省异种移植工程技术研究中心主任,主持制定了世界卫生组织(WHO)文件——异种移植临床研究规范《长沙宣言》;建立了全球第二家异种移植用无指定病原体(DPF)医用级别的供体猪培育中心。

在临床实践中,王维带领其团队将新生猪胰岛移植入 22 例 1 型糖尿病患者的肝动脉中,同时采用临床相关免疫抑制剂,其中 20 例患者体内检测到猪胰岛细胞存活并能发挥功能。其在异种胰岛移植领域不但在国内领先,而且在国际上也有一席之地。

（三）胰岛移植的分类

胰岛移植根据供者和受者的来源可以大致分为同种异体移植、自体移植和异种移植。

1. 胰岛的同种异体移植

胰岛的同种异体移植就是从已故器官捐赠者的胰腺中分离、纯化得到胰岛后,移植到糖尿病受者体内。

2. 胰岛的自体移植

胰岛的自体移植是将患者自己的胰腺取出、分离、纯化得到胰岛后再回输给患者自身。

全胰腺切除后胰岛细胞的自体移植（total pancreatectomy with islet autotransplantation, TPIAT）通常用于严重外伤导致需要切除胰腺的患者,或治疗病情严重的难治性胰腺炎患者和复发性急性胰腺炎患者,这类患者通常遭受难以忍受的腹部疼痛,外分泌功能不足,内分泌功能紊乱等。TPIAT 可以在保留内分泌功能的情况下,减少疼痛,并改善患者的生存质量。最近这个手术的适应证有所扩大,良性或恶性的胰腺疾病也可以应用此手术。

3. 胰岛的异种移植

胰岛的异种移植指将非人类物种的胰岛移植到糖尿病患者体内,例如,将猪的胰岛移植到人等。

胰岛供体来源短缺,是限制胰岛移植发展的重要因素。胰岛的异种移植是解决这一难题的方案之一。一般来说,成年猪被认为是适合人的供体,因为猪胰岛素与人胰岛素在结构上仅有 1 个氨基酸的差别,并且早就已经用于人糖尿病的治疗,功能上可以替代人胰岛素,而且猪的养殖与获取容易,临床上也早已将猪的心脏瓣膜移植于人体。此外,成体猪胰岛缺乏 α-1,3-半乳糖抗原,不会导致严重的超急性排斥反应。这些特点为猪来源的胰岛用于异种移植提供理论支持。但异种移植需面临的问题仍有很多,如免疫排斥、伦理道德、人畜共患病等,这些因素也是限制其他异种器官移植发展的因素。

（四）胰岛植入位置的变迁

胰岛移植中胰岛植入的位置同样重要,胰岛输入糖尿病患者体内的位置有很多,每个地方都有各自的优缺点,临床上主要输入的位置有肾包膜下、肝门静脉、脾脏等。

1. 肝门静脉

在超声或 X 线造影的指导下,将携带胰岛的导管经皮经肝穿刺将胰岛移植到患者的肝门静脉,这种移植方式是大多数临床术者青睐的胰岛植入方式。门静脉营养丰富,肝脏又是胰岛素的效应器官,非常利于糖代谢调节。

胰岛门静脉移植早期并发症包括出血、门静脉血栓形成、肝脏梗死。在导管位置确定之后,通过压力传感器监测门静脉压力。当胰岛通过重力闭合系统全部植入肝门静脉后,立即使用止血密封胶进行封闭止血。理论上,通过对门静脉压力的监测,如果门静脉压力升高,应该可以预测到门静脉血栓形成的可能。最近的研究提示,门静脉压力升高的危险因素包括灌注后胰岛体积和移植物数目、纯度等。门静脉的阻塞来自经血液介导的即刻炎性反应（the instant blood-mediated inflammatory reaction, IBMIR）,会导致输注的胰岛大量丢失。因此,目前推荐的胰岛输入体积应小于 5 mL,门静脉压力升高应限制在 5 mmHg。此外,炎症可以激活凝血系统,导致门静脉血栓形成,胰岛移植前使用肝素可以提高输注的胰岛的存活率。

2.其他部位

在胰岛肝门静脉移植早期,大量胰岛容易发生经血液介导的即刻炎性反应而丧失功能,此非特异性炎性反应是肝内移植所特有的。因此,探索其他移植部位以代替肝内移植的手术方案也受到重视。

目前,用于动物模型的胰岛植入部位包括脾脏、大网膜、腹腔、皮下、肌肉、睾丸、胸腔、肾包膜下、脑室、骨髓腔、下颌下腺等部位。Christoffersson 等证实将胰岛移植到小鼠的肌肉内,可在胰岛内部形成丰富的血管系统,并避免了经血液介导的即刻炎性反应的发生。Gerling 等发现将小鼠胰岛移植到另一只 NOD(非肥胖性糖尿病)小鼠的胸腺内,可以减少NOD 小鼠炎性浸润及糖尿病的发生。而 Sandberg 则将胰岛移植部位选择在小鼠的颌下腺,发现也能成功地降低小鼠的血糖水平。有报道指出,将胰岛移植到胸腺、颅内以及睾丸等处,可以增强免疫耐受、免疫隔离,减少移植胰岛的免疫排斥,使其充分发挥功能。但这些体内靶位仍处在实验阶段,距临床应用还有一定距离。

三、胰岛移植的优点与不足

(1)与胰腺移植相比,胰岛移植有如下优点:

①胰岛移植是微创移植,手术安全、创伤小,即使移植失败,也仅仅是移植的胰岛失去功能,并不会造成严重的并发症而危及患者生命。而且一次不成功还可以多次进行胰岛移植,直至移植的胰岛可以在糖尿病患者的体内发挥应有的生理功能,调控患者的血糖水平。

胰腺移植是一种复杂的手术方式,患者需要开腹,并且手术创伤面积大,术后并发症多,例如感染、血管吻合处血栓形成、出血、胰瘘、坏死性胰腺炎和严重的排斥反应。患者经过移植后必须留院观察直至病情稳定好转,这就无形中增加了患者的经济负担。而且一旦发生不可控制的免疫排斥反应,就需再次手术,将遭到排斥的移植胰腺切除,对受者造成二次创伤。

②胰岛并不具备固定的器官外形和解剖结构,仅仅是一群互相连接调控的细胞团,因此,胰岛的移植是多样而灵活的,它可移植至身体多个部位,例如肝脏、脾脏、肾脏、睾丸等部位,并不受植入位置的约束。

③我们可以对分离的胰岛在体外进行加工修饰,增加其活性或减少其排斥,因此胰岛移植可使患者获益更多,风险更小。如目前可以通过对胰岛细胞微囊化预处理等方式诱导免疫耐受,降低免疫原性,减少或停用免疫抑制剂。

(2)与胰岛素治疗相比,胰岛移植有以下优点:

①胰岛移植是糖尿病,特别是 1 型糖尿病的一种根治手段。其直接补充患者体内遭到破坏的胰岛细胞。补充的胰岛 β 细胞感知患者体内的血糖水平,分泌胰岛素,调控血糖水平。如果胰岛移植成功,胰岛很好地在患者体内存活,患者基本就一次性根治了糖尿病,是一劳永逸的治疗手段。而胰岛素治疗只是对症治疗的一种手段。

②胰岛移植符合人体生理的血糖调控机制,可降低糖尿病患者的低血糖事件的发生率。而胰岛素治疗需要患者每天注射,这对患者而言是一个痛苦的过程,并且不恰当的胰岛素治疗会导致严重的低血糖事件,危急的低血糖事件会危害患者的生命安全。

（3）胰岛移植的不足：

胰岛移植以其明显的优点让人们看到了治愈糖尿病的曙光，但是由于研究的不深入或医疗科技的限制，胰岛移植也有明显的缺点。

①经过胰岛移植的糖尿病患者需要长期服用抗排斥药物，以减弱机体对移植胰岛的免疫排斥反应，从而保护移植的胰岛的活性和功能。而抗排斥的药物会导致机体免疫力低、肝肾坏死、骨坏死等，部分抗排斥药物还会直接对移植的胰岛产生毒副作用。

②胰岛移植的供者不足。供者器官短缺是器官移植的世界性难题。胰岛移植的胰腺往往来源于公民逝世后器官捐献，而对一个糖尿病受者行胰岛移植，往往需要收集两名供者胰腺所含胰岛，才能使其达到正常血糖水平，而且有的患者需要多次胰岛移植，更加突显了胰岛来源的短缺。

③胰岛的分离和纯化步骤复杂。胰岛移植首先需要提取捐赠者的胰腺，之后消化获得胰岛。胰岛分离和纯化的质量是整个胰岛移植能否成功的关键，临床实践研究发现，只有移植的胰岛在分离和纯化之后形态、活性均很好，胰岛移植后患者的胰岛素不依赖率才会明显增加，不依赖时间才会明显延长。而在胰岛获取和分离的过程中，损伤是不可避免的，胰岛细胞数量丢失可能发生于多个环节，使不同个体在移植后胰岛功能及存活时间差异巨大。

④胰岛移植对医疗团队要求高，整个移植手术过程需要超声、麻醉、介入等多科室医生协助完成。胰岛移植需要经验十分丰富的技师在 GMP 标准的实验室中分离和纯化胰岛，有经验的胰岛移植团队一次可分离获取胰腺内 80％的胰岛。此外，目前尚无国际公认的标准化胰岛分离标准，这也限制了胰岛移植的推广。

主要参考文献

［1］ Kelly W D, Lillehei R C, Merkel F K, et al. Allotransplantation of the pancreas and duodenum along with the kidney in diabetic nephropathy[J]. Surgery, 1967, 61(6): 827-837.

［2］ White S A, Shaw J A, Sutherland D E. Pancreas transplantation[J]. Lancet, 2009, 373(9677): 1808-1817.

［3］ Dean P G, Kukla A, Stegall M D, et al. Pancreas transplantation[J]. Bmj, 2017, 357: j1321.

［4］ Vardanyan M, Parkin E, Gruessner C, et al. Pancreas vs islet transplantation: a call on the future[J]. Curr Opin Organ Transplant, 2010, 15(1): 124-130.

［5］ Robertson R P, Davis C, Larsen J, et al. Pancreas transplantation for patients with type 1 diabetes[J]. Diabetes Care, 2003, 26 Suppl 1: S120.

［6］ Shyr Y M. Pancreas transplantation[J]. J Chin Med Assoc, 2009, 72(1): 4-9.

［7］ Fioretto P, Steffes M W, Sutherland D E, et al. Reversal of lesions of diabetic nephropathy after pancreas transplantation[J]. N Engl J Med, 1998, 339(2): 69-75.

［8］ Demartines N, Schiesser M, Clavien P A. An evidence-based analysis of simultaneous pancreas-kidney and pancreas transplantation alone[J]. Am J Transplant, 2005, 5(11): 2688-2697.

［9］ Gruessner A C, Sutherland D E. Pancreas transplant outcomes for United States

(US) and non-US cases as reported to the United Network for Organ Sharing (UNOS) and the International Pancreas Transplant Registry（IPTR）as of June 2004［J］. Clin Transplant,2005,19(4)：433-455.

［10］ Meloche R M. Transplantation for the treatment of type 1 diabetes[J]. World J Gastroenterol,2007,13(47)：6347-6355.

［11］ Pepper A R,Bruni A,Shapiro A M J. Clinical islet transplantation：is the future finally now? ［J］. Curr Opin Organ Transplant,2018,23(4)：428-439.

［12］ Maffi P, Secchi A. Clinical results of islet transplantation[J]. Pharmacol Res,2015,98：86-91.

［13］ Jin S M, Kim K W. Is islet transplantation a realistic approach to curing diabetes? ［J］. Korean J Intern Med,2017,32(1)：62-66.

［14］ Howell S L, Kostianovsky M, Lacy P E. Beta granule formation in isolated islets of langerhans：a study by electron microscopic radioautography[J]. J Cell Biol,1969,42(3)：695-705.

［15］ Ballinger W F,Lacy P E. Transplantation of intact pancreatic islets in rats[J]. Surgery,1972,72(2)：175-186.

［16］ Sutherland D E, Gores P F,Farney A C, et al. Evolution of kidney, pancreas, and islet transplantation for patients with diabetes at the University of Minnesota[J]. Am J Surg,1993,166(5)：456-491.

［17］ Ricordi C, Lacy P E, Finke E H, et al. Automated method for isolation of human pancreatic islets[J]. Diabetes,1988,37(4)：413-420.

［18］ Pyzdrowski K L, Kendall D M, Halter J B, et al. Preserved insulin secretion and insulin independence in recipients of islet autografts[J]. N Engl J Med,1992,327(4)：220-226.

［19］ Shapiro A M,Lakey J R, Ryan E A, et al. Islet transplantation in seven patients with type 1 diabetes mellitus using a glucocorticoid-free immunosuppressive regimen[J]. N Engl J Med,2000,343(4)：230-238.

［20］ Ryan E A, Paty B W, Senior P A, et al. Five-year follow-up after clinical islet transplantation[J]. Diabetes,2005,54(7)：2060-2069.

［21］ Shapiro A M,Ricordi C, Hering B J, et al. International trial of the Edmonton protocol for islet transplantation[J]. N Engl J Med,2006,355(13)：1318-1330.

［22］ Ahearn A J, Parekh J R, Posselt A M. Islet transplantation for Type 1 diabetes：where are we now? ［J］. Expert Rev Clin Immunol,2015,11(1)：59-68.

［23］ 姚豫桐,罗兰云,薛华,等. 我国首例胰腺次全切除联合自体胰岛细胞移植治疗慢性胰腺炎临床分析[J]. 中国普外基础与临床杂志,2013,20(10)：1155-1158.

［24］ 王维,莫朝辉,叶斌,等. 新生猪胰岛移植治疗糖尿病病人的临床研究[J]. 中南大学学报（医学版）,2011,36(12)：1134-1140.

［25］ Jindal R M, Ricordi C,Shriver C D. Autologous pancreatic islet transplantation for severe trauma[J]. N Engl J Med,2010,362(16)：1550.

［26］ Dunn T B，Wilhelm J J，Bellin M D，et al． Autologous islet transplantation：challenges and lessons［J］． Curr Opin Organ Transplant，2017，22(4)：364-371．

［27］ Shindo Y，Kanak M A． Total pancreatectomy with islet autotransplantation：recent updates and outcomes［J］． Curr Opin Organ Transplant，2017，22(5)：444-451．

［28］ Salama B F，Korbutt G S． Porcine Islet Xenografts：a Clinical Source of ss-Cell Grafts［J］． Curr Diab Rep，2017，17(3)：14．

［29］ Dhanasekaran M， George J J， Loganathan G， et al． Pig islet xenotransplantation［J］． Curr Opin Organ Transplant，2017，22(5)：452-462．

［30］ Bertuzzi F， Colussi G， Lauterio A， et al． Intramuscular islet allotransplantation in type 1 diabetes mellitus［J］． Eur Rev Med Pharmacol Sci，2018，22(6)：1731-1736．

［31］ Gerling I C， Serreze D V， Christianson S W， et al． Intrathymic islet cell transplantation reduces beta-cell autoimmunity and prevents diabetes in NOD/Lt mice［J］． Diabetes，1992，41(12)：1672-1676．

（周海锋　祝贺　李阳）

第三章
小鼠胰岛移植

导言

胰岛素治疗是 1 型糖尿病和胰腺切除引起的继发性糖尿病的常用治疗方法。尽管胰岛素治疗的技术已经得到了极大的发展,但由于个体的血糖水平、胰岛素抵抗程度、胰岛功能缺陷程度、饮食习惯和运动量都各不相同,胰岛素治疗仍无法完美替代正常机体内的胰岛功能,特别是需要终生胰岛素替代治疗的患者,长期的体外给予胰岛素治疗会增加风险性。少数患者会发展成脆性糖尿病(brittle diabetes),这些患者的血糖控制极为困难,血糖水平波动严重,轻微的扰动(注射胰岛素或少量进食)都易造成低血糖或高血糖,重建体内的胰岛素分泌能力是这类患者最理想的治疗方法。

小鼠具有品系纯正、可重复性好、繁殖力强、科研周期短和可进行基因修饰等诸多优点,已被广泛应用于胰岛移植和糖尿病研究领域。但小鼠由于体积小,胰腺及胆总管解剖结构细微,对小鼠胰岛细胞团分离操作造成一定的难度。本章将详细介绍小鼠 1 型糖尿病动物模型的建立、小鼠胰岛的分离制备、体外培养、质量评估及胰岛移植,以期为糖尿病的机制及治疗研究提供有利的工具。

一、常用的 T1DM 动物模型

1. NOD 小鼠——自发性 1 型糖尿病小鼠模型

NOD 小鼠由日本 Abutahi 的 Shionogi 研究室的 S. Makino 博士建立,他将远交系 ICR 小鼠(瑞士种)行近亲交配获得,是广泛地应用于 1 型糖尿病研究的动物模型。

NOD 小鼠的所有性别小鼠均在 9 周开始出现胰岛炎,12 周后绝大多数小鼠会患胰岛炎,但雌性小鼠明显更易患 1 型糖尿病。到 35 周后,雌性小鼠的自发性 1 型糖尿病发病率高达 80%～90%,而雄性小鼠的往往不到 20%。

2. BBDP 大鼠——自发性 1 型糖尿病大鼠模型

BBDP(bio-breeding diabetes-prone)大鼠又称 BB(bio-breeding)大鼠,是从 Wistar 大鼠远交系衍生的糖尿病倾向大鼠。1974 年首次发现其患自发性 1 型糖尿病,继而对此表型进行选择性育种。BBDP 大鼠有多种亚型,淋巴浸润不限于胰岛,最具特征的 BBDP 大鼠品系由 Massachusetts 医学院培育,现由 Biomedical Research Models(Worcester,MA)供应。

BBDP 大鼠的胰岛炎在青春期后出现,绝大多数的大鼠成年后均患有胰岛炎。BBDP 大鼠糖尿病的发作突然,90％以上在 8～16 周急性起病,数天后即出现严重的高血糖、低胰岛素和酮血症。

3. STZ 诱导建立 1 型糖尿病小鼠模型

链脲佐菌素(streptozotocin,STZ)是一种具有抗肿瘤作用的广谱抗生素,具有致癌和致糖尿病的特性。致糖尿病的特性是由破坏胰腺 β 细胞介导的。除了在临床治疗胰腺 β 细胞恶性肿瘤外,STZ 诱导糖尿病模型已经被广泛用作糖尿病相关动物实验研究。由于 STZ 是一种 DNA 烷基化试剂,能通过葡萄糖转运蛋白 2(glucose transport protein 2,GLUT2)进入细胞,对胰腺内产生胰岛素的 β 细胞具有毒性,β 细胞死亡的微观学证据在 24 h 内明显,坏死细胞的溶解和吞噬作用很快,给药 3 天后,几乎没有碎片或炎症的迹象。

小鼠腹腔注射 STZ 建立 T1DM 模型

6～8 周(16～23 g)C57BL/6 雄性小鼠,按体重连续 5 天腹腔注射相应剂量的 STZ 溶液(40 mg/kg),在 30 min 内注射完毕。

给药起第 0、3、5、7、9、11、13、15 天分别检测小鼠血糖和体重。以连续三次常规血糖超过 12.8 mmol/L(230 mg/dL)确证为罹患糖尿病。

1. 柠檬酸缓冲液的配制(100 mmol/L,pH＝4.5)

A 液:(0.1 mol/L)柠檬酸(FW:210.14)2.1 g 加入双蒸水 100 mL。

B 液:(0.1 mol/L)柠檬酸钠(FW:294.10)2.94 g 加入双蒸水 100 mL。

取 11.2 mL A 液和 8.8 mL B 液混合,pH 计测定 pH 值,调节 pH 值为 4.2～4.5,即是所需配制的柠檬酸缓冲液。

2. STZ 的配制(5 μg/μL)

用精密天平(精度 ≤ 0.1 mg)称取 5.0～7.5 mg STZ 粉末(Sigma- Aldrich Corp, St. Louis,MO,USA)。

计算将 STZ 溶解至 5 μg/μL 所需的柠檬酸缓冲液,使用微量加样器加入相应体积的柠檬酸缓冲液,即获得所需的 STZ 腹腔注射液。

注意:STZ 容易失活,STZ 快速称取后仍要求干燥避光,推荐用干燥铝箔(或锡箔)纸,－20 ℃保存。

---

4. 四氧嘧啶诱导建立糖尿病小鼠模型

四氧嘧啶(alloxan)是一种有毒的葡萄糖类似物,当硫醇尤其是谷胱甘肽存在时,可在哺乳动物细胞内诱导产生活性氧(ROS)。对啮齿动物和许多其他动物腹腔内给予四氧嘧啶时,四氧嘧啶可选择性地破坏胰岛 β 细胞,诱导胰岛素依赖性糖尿病(称为"四氧嘧啶糖尿病"),其特征类似于人类的 1 型糖尿病。四氧嘧啶可被 GLUT2 摄取,从而在 β 细胞中积累,因此对胰腺 β 细胞具有选择性毒性,常被应用于建立药物诱导的 1 型糖尿病小鼠模型。

5. 环磷酰胺(cyclophosphamide)诱导建立糖尿病小鼠模型

环磷酰胺可加速 NOD 小鼠自身免疫所介导的胰岛 β 细胞破坏,加快雌性和雄性 NOD 小鼠糖尿病的发病过程。对比临床证据显示,环磷酰胺诱导糖尿病这一过程和糖尿病自然发生状态相似。环磷酰胺可能是通过抑制调节性 T 细胞,促进机体免疫系统对各种免疫原如蛋白质抗原和外源红细胞的免疫反应,加速 NOD 小鼠胰岛内自身免疫损伤,从而促进

NOD 小鼠 1 型糖尿病的发病过程。

二、小鼠胰岛的分离制备

(一)胰岛分离纯化方法的演变

1911 年,Bensley 首次提出从豚鼠的胰腺中分离出胰岛的可能性。

1964 年,Claes Hellerstrom 开创了显微解剖机械法(microdissection of intact pancreatic islets),成功地从哺乳动物胰腺内分离出有功能的胰岛。

> Claes Hellerstrom 利用可放大 14~60 倍的解剖显微镜,将分离出的胰腺组织放入含有 Krebs-Ringer 磷酸盐缓冲液或 0.25 mol/L 的蔗糖溶液中,在整个过程中将胰腺组织和培养液的温度控制在 2 ℃左右。在解剖显微镜 15~20 倍条件下,用镊子和针尖将腺体组织解剖成小块,逐步将胰岛分离出来,先用钳子将腺体组织小心地分割成小块。因为胰岛与血管的黏附性比外分泌组织细胞大,大部分外分泌细胞会自动脱落;辅以镊子将胰岛周围的外分泌细胞分离,然后用皮下注射针头的尖端边缘将胰岛和血管直接的连接切断,从而将胰岛分离出来。他们检测了分离胰岛的二肽酶、酸性磷酸酶的活性及硫含量,证实其与腺泡细胞有显著差异,从而证实了其胰岛分离方案的可靠性。
>
> 在分离过程中,Claes Hellerstrom 观察到,正常饮食小鼠的新鲜胰腺有时会呈现为淡灰色,此时会降低组织的半透明度和胰岛与腺泡细胞之间的对比度,通过将胰腺分割成更小的组织块,根据胰岛特有的形态,即可识别与分离胰岛。当小鼠饥饿 24 h 后,其胰腺会更加透明,且外分泌组织会呈微红色,可与黄白色的胰岛形成鲜明的对比,使胰岛的分离更容易。
>
> Claes Hellerstrom 利用该方法分别分离了正常小鼠与肥胖-高血糖小鼠的胰岛,发现正常小鼠的胰岛数量较肥胖-高血糖小鼠的略多(81 vs 71),但其平均重量却仅有后者的 1/10(1.2 μg vs 11.3 μg)。

1965 年,来自波兰的组织与胚胎系科学家 Moskalevski 等人将胶原酶引入胰岛分离方案,他们使用豚鼠作为实验对象,通过体外剪碎胰腺组织,利用胶原酶进行消化,成功从胰腺中分离出胰岛。

> Moskalevski 等利用剪刀将胰腺剪成尽可能小的碎片,再用 HBSS(Hank's balanced salt solution)清除组织自身释放出的胰蛋白酶,然后再将其置于胶原酶中,在 37 ℃的磁力搅拌器上搅拌消化。消化后的胰岛再于解剖显微镜下手工挑取。
>
> 通过此法提取胰岛,每只豚鼠可以得到 60~70 个胰岛。该法利用胶原酶消化,提高了胰岛从胰腺内释放的速率,降低了操作者的工作量。但在操作过程中,因直接剪碎的胰腺组织内部相对完整,与胶原酶的接触面积有限,因此影响了胰腺的有效消化。同时,胰岛的纯化分离主要是通过使用解剖显微镜观察颜色和形态来识别挑取,实验者的工作量较大,而且提高了胰岛的获取标准的主观性。

1967 年,Lacy 和 Kostianovsky 对上述方法进行了改良,用聚乙烯导管由肝门附近插管进入胆总管内,向胰腺内灌注 7 mL 左右的 Hanks 液,此步骤可以将胰腺和十二指肠组织充分破坏,阻止胰腺的自消化过程,同时增强胶原酶的消化效果。

Lacy 和 Kostianovsky 仍使用剪刀将胰腺组织剪碎,在 37 ℃ 的磁力搅拌器上搅拌消化。在其操作过程中,他们还使用了自然沉降法,利用完整胰岛较其他组织比重大的特点,将其静置于 Hanks 液中,使完整的胰岛沉降至容器的底部,再用注射器将上清液吸出并丢弃。该步骤重复使用八次,可大大提高胰岛的纯度,降低操作人员的工作量。胰岛的最终获取仍是通过肉眼在解剖显微镜下识别,再用直径略大于胰岛的小玻璃环将胰岛逐个挑出。通常情况下,操作者可以在 20 min 内获取 75～100 个胰岛。因此该方法提供了一种从大鼠胰腺中分离胰岛的简单快速的方案,可用于体外胰岛素生物合成的研究。

该改良的体外组织剪碎法,通过胆总管内注射 Hanks 液,破坏胰腺组织,相比之前的单纯的剪碎方法,胰腺组织破坏得更加充分,可以大大提高胰岛的获得率。

后续有研究者对其自然沉降法进行了改良,使用不连续的蔗糖梯度溶液(1.4 mol、1.6 mol、1.7 mol、1.8 mol),在 4 ℃ 下,2600 r/min 梯度离心 15 min。胰岛分布于 1.6 mol 与 1.7 mol 间及 1.7 mol 与 1.8 mol 间,可通过打孔引流或上层缓慢吸取的方式获得。离心法分离胰岛,要求向胆总管内注射的 Hanks 液充分破坏胰腺的腺泡组织,该方案可从每只大鼠内分离出 200～300 个胰岛,进一步提高了胰岛的获得率,加快了胰岛的分离进程。

1985 年,Gotoh 提出了由胆总管直接灌注胶原酶进行消化,然后用 Ficoll 密度梯度离心法分离纯化胰岛的方案。该方案在破坏胰腺腺泡组织的同时,使胶原酶充分直接浸润胰腺组织,弃用了胰腺剪碎过程,进一步加强了胰腺消化的有效性。此外还引入了密度梯度离心,大大提高了胰岛的产率,使胰岛分离的数量由每只小鼠分离 100 个胰岛提高至 200 个胰岛。该方案是目前较为成熟的胰岛分离方法,后续的其他方案均是在此方案上的优化与调整。

(二)胆总管逆行灌注胶原酶消化法(Gotoh)

胆总管逆行灌注胶原酶消化法(Gotoh)

实验对象: B6AF$_1$小鼠(7～10 周)。

实验试剂: HBSS,胶原酶Ⅳ。

实验耗材与器械: 25G 针头,15 mL 离心管,镊子,剪刀,动脉夹或止血钳等。

实验步骤:

(1)用乙醚将小鼠麻醉,将胆总管在十二指肠的开口处夹闭。

(2)用 HBSS 配制胶原酶Ⅳ溶液(0.25 mg/mL、0.5 mg/mL、1.0 mg/mL、2.0 mg/mL、4.0 mg/mL 和 8.0 mg/mL),并将其预冷。

(3)切断胸主动脉,以此来减少胰腺间质的充血。

(4)在解剖显微镜下,找到胆总管的位置,用 25G 针头通过胆总管向胰腺灌注 2 mL

预冷的胶原酶Ⅳ溶液。

（5）将充盈的胰腺游离出来并放入培养皿中,并在 37～38 ℃ 的水浴中孵育 10 min、20 min、40 min、60 min 或者 90 min,孵育结束后转移到 15 mL 离心管内,并用冷的 HBSS 来终止消化。

（6）将离心管放入离心机内,14000～18000 r/min 离心 5～10 s,使组织分散成为小碎片。

（7）以 320 g 的转速离心 10～15 s,将上清液弃掉,用冷的 HBSS 重悬沉淀物,再次离心,此步骤应重复三次。

（8）将重悬液通过 70 μm 的滤网,去除未消化充分的大组织团块。

（9）将组织悬液在不连续 Ficoll 分层梯度溶液(23%、20.5%、11%)中以 800 g 离心 10 min,在 20.5% 和 11% 的液面界面收集胰岛,并用冷的 HBSS 洗三次。

（10）在解剖显微镜下对胰岛进行检查和计数,用台盼蓝染色检测胰岛的活力。

方法评价：

此法通过向胆总管和胰管系统注射胶原酶Ⅳ溶液来消化胰腺外分泌的间质组织,达到胰岛分离的目的。经实验证实,此法从一只小鼠内可一次性提取超过 200 个胰岛,此外,此法还可以应用于其他动物胰岛的分离。同时也证实,此方法可以从一只大鼠内分离出 550～800 个胰岛,产率明显高于此前的剪碎消化法。与此同时,Gotoh 和他的同事也探究了用不同浓度的胶原酶Ⅳ溶液(表 3-1),经过不同的消化时间,所得到的胰岛产率之间的差别,为胰岛的分离提供了十分有价值的参考标准。

表 3-1 胶原酶Ⅳ溶液的浓度和消化时间对胰岛产量的影响

酶浓度/ (mg/ mL)	消化时间/min				
	10	20	40	60	90
8.0	188	180	170	162	50
4.0		135±45	235±7	177±50	83±17
2.0		143±57	206±9	210±13	126±20
1.0		136±79	208±27	173±17	152±21
0.5		3	123	127	153
0.25		10	28	8	5

随后很多研究者对此方案进行了改良,主要包括 2 个方向：① 消化酶类型；② 胰岛纯化分离方式。

1. 消化酶的选择

目前商品化出售的胶原酶单纯酶包括胶原酶Ⅰ、胶原酶Ⅱ、胶原酶Ⅳ和胶原酶Ⅴ。此外,还有多种复合酶,如胶原酶 P、胶原酶 A、胶原酶 B、胶原酶 D、胶原酶 H 出售。已经应用于胰岛分离的单纯酶包括胶原酶Ⅳ、胶原酶Ⅴ,而常用的复合酶主要是胶原酶 P 和 Liberase。

有学者用单纯酶(胶原酶Ⅳ)和复合酶(由胶原酶Ⅰ、胶原酶Ⅳ、弹性蛋白酶、纤维素酶组成)在成年猪上进行实验。他们根据猪胰岛细胞外基质蛋白的组成特点,相应配制了低剂量复合酶,成分包括胶原酶Ⅰ、胶原酶Ⅳ、弹性蛋白酶及纤维素酶,对应胞外基质中的胶原酶Ⅰ、胶原酶Ⅳ、层状粘连蛋白及纤维结合素,采用胰管内连续灌注技术分离胰岛,结果提示,复合酶消化法获得的胰岛产量显著高于单纯胶原酶Ⅳ法,而对胰岛的形态及活性无明显影响。但刘云西等学者用单纯酶(胶原酶Ⅴ)和复合酶(含胶原酶 P)对小鼠进行胰岛的分离,发现两者收获的胰岛细胞数量和当量并无差别。

目前对于较小胰腺的胰岛分离,例如新生小鼠的胰岛分离,因为幼鼠的胆总管较细,胆总管的识别和进针及胰腺的灌注难度很大,部分学者仍采用直接剪碎后,再使用胶原酶消化的方式提取胰岛,报道称可以从每只刚出生的小鼠获得 20～80 个胰岛,且得到的胰岛活性良好。

2.胰岛纯化分离

胰岛纯化的方案也有多种,Ficoll 是目前应用最广泛的不连续密度梯度离心液。徐艳艳等在胰岛纯化中,应用了 Ficoll 400 和 Ficoll-Paque PLUS 两种离心液,结果显示:Ficoll-Paque PLUS 分离获得的胰岛活性为 86.05% ± 2.52%,远高于 Ficoll 400 分离获得的胰岛(67.40% ± 5.15%)。碘克沙醇分离液是新型无内毒素的等渗密度梯度液,可提高胰岛恢复率及减少纯化过程对胰岛的损伤。Noguchi 等建立了碘克沙醇密度梯度离心法纯化人胰岛,他们利用 1.085 g/cm³、1.090 g/cm³、1.095 g/cm³、1.100 g/cm³ 和 1.105 g/cm³ 5 个不连续梯度,发现与 Ficoll 法相比,碘克沙醇密度梯度离心法获得的胰岛产率和细胞复苏率都显著提高。

连续梯度纯化(continuous gradient purification,CGP)已经用于临床胰岛移植研究,但其最大的缺点是获得的胰岛纯度不高。Ichii 等在 CGP 后加入了一次补救梯度纯化(rescue gradient purification,RGP),将 CGP 纯化后收集到的低纯度组分在 RPMI 1640 培养基中继续离心洗涤,然后用密度 1.132 g/cm³ 的 Ficoll 液重悬组织后,用 COBE 2991 细胞分离机梯度离心细胞,最终仍收集到大量满足移植要求的胰岛细胞。RGP 不但能提高纯化效率,还能增强胰岛细胞的生存能力,提示额外的补救纯化不会对胰岛造成损伤。RGP 可用于纯化纯度 < 30% 的胰岛组分,对低浓度胰岛组分的二次纯化能显著提高胰岛产量,其应用有望实现单供体分离足够移植胰岛的目标。

三、实施方案 1:应用胶原酶(Collagenase P)分离胰岛方案

实施方案 1:应用 Collagenase P 分离胰岛方案

实验试剂:

Collagenase P(Roche,Switzerland)溶于 HBSS,工作浓度为 0.5 mg/mL,使用前在冰上预冷。

Histopaque 1083(SIGMA,USA);

RPMI 1640 培养基(Gibco,USA);

DMEM medium low glucose(Gibco,USA);

小牛血清(四季青,中国);

HBSS;

胎牛血清(sera pro,USA);

青链霉素混合液；

75%酒精。

HBSS 的配制:按配方配制好原液 A(表 3-2)、原液 B(表 3-3)后,将原液 A、原液 B、双蒸水按 1:1:18 配制成 HBSS,然后用 $NaHCO_3$ 粉末将 HBSS 的 pH 值调至 7.4～7.6,密封后置于 4 ℃冷藏保存。

表 3-2 原液 A(溶于 1 L 双蒸水)

试 剂	质量/g
NaCl	160
$MgSO_4 \cdot 7H_2O$	2
KCl	8
$MgCl_2 \cdot 6H_2O$	2

表 3-3 原液 B(溶于 800 mL 双蒸水)

试 剂	质量/g
$Na_2HPO_4 \cdot 12H_2O$	3.04
KH_2PO_4	1.2
葡萄糖	20

耗材:

无菌巴氏滴管,无菌棉签,无菌纱布,0.22 μm 滤器,15 mL 离心管,50 mL 离心管,5 mL 注射器,针头(30 G)。

器械:

动物手术体式显微镜,离心机,头皮针仪器,镊子,剪刀,动脉夹等。

实验操作步骤:

(1)将小鼠引颈处死,用 75%酒精浸泡消毒后,快速打开腹腔,将肝脏上翻,在动物手术体式显微镜下找到十二指肠大乳头(白色管状)(彩图 1),用动脉夹将大乳头所在的十二指肠横向夹闭(彩图 2)。

(2)用 5 mL 注射器吸取 2～3 mL 预冷的 Collagenase P 溶液(0.5 mg/mL)。

(3)在动物手术体式显微镜下找到胆总管所在位置,用无菌的器械分离胆总管,将其上附着的脂肪轻轻剥离,进针的方向与拉直的胆总管角度一致(彩图 3),用 5 mL 注射器连接头皮针,通过胆总管灌注预冷的 Collagenase P 溶液,使胰腺充分充盈膨胀。由于胃体周围的胰腺尾部富含胰岛,为了提高胰岛获取量,应注入足够量的 Collagenase P 溶液,使胃体周围的胰腺充盈(彩图 4)。

(4)用无菌的镊子小心地将充盈膨胀的胰腺游离出来,注意不要弄断肠管(防止肠道内容物溢出污染胰岛），同时防止已经充盈膨胀的胰腺破漏（Collagenase P 溶液漏出会影响其消化效果），将分离出的胰腺放入 15 mL 离心管中，置于冰上，以待消化。

（5）将装有已被 Collagenase P 溶液充盈膨胀的胰腺的 15 mL 离心管放入 37 ℃水浴消化，时间为 6 min。

（6）将 15 mL 离心管拿出后置于冰上，用无菌巴氏滴管向每个离心管内加入10 mL预冷的小牛血清（BCS）溶液（含 10% BCS 的 HBSS），剧烈振荡离心管 1 min，以此来终止胰腺的消化。

（7）将离心管放入离心机中，1300 r/min 瞬时离心 3 s，弃掉上清液；用无菌巴氏滴管向离心管内加入 10 mL 预冷的 BCS 溶液（含 5% BCS 的 HBSS），振荡使离心管内的沉淀重悬，然后将离心管放入离心机中，1300 r/min 瞬时离心 3 s。

（8）弃掉上清液后，将离心管倒置于无菌纱布上，沥干离心管内壁的液体，再用无菌棉签小心地拭干离心管内壁的残余液体，注意不要使棉签碰到沉淀。

（9）用无菌巴氏滴管向每个 15 mL 离心管内加入 4 mL 常温的 Histopaque 1083 并且重悬沉淀。

（10）将离心管倾斜，用无菌巴氏滴管在 Histopaque 1083 的上层加入 6 mL RPMI 1640 培养基，操作时应小心地沿倾斜的离心管下壁加入，使得培养基与 Histopaque 1083 间液体界面清晰。加完培养基后，将离心管缓慢地竖起。

（11）将离心管放入离心机中，密度梯度离心 800 g/min，离心 14 min。

（12）离心后，可见 Histopaque 1083 与 RPMI 1640 培养基液面交界处分布一层白色小颗粒，即为初步分离纯化的胰岛，用无菌巴氏滴管小心吸取中间层的胰岛，用含 10% 胎牛血清（FBS）的 DMEM 完全培养基重悬，放置于 10 mL 培养皿中。

（13）在动物手术体式显微镜下，用 200 µL 移液器手工挑取白色圆形质密的胰岛，剔除外分泌部和结缔组织，对胰岛进行进一步的纯化。

（14）将纯化的胰岛置于 10% FBS 的 DMEM 完全培养基中培养过夜。

讨论：

胰岛分离的关键步骤是消化酶充分消化胰腺，同时还保留胰岛活性。

要做到这一点，首先需要使消化酶能充分与胰腺内的各组分接触。胆总管的插管是技术上具有挑战性的步骤，在许多小鼠中，由于胆总管周围的筋膜难以达到可视化，因此，通常对胆总管的插管仅导致筋膜组织的穿透。在这些情况下，胶原酶开始填充周围的结缔组织，并且不会灌注胰腺。如果发现这种情况，应停止灌注酶，并重新定位针头，使其穿入胆管腔。通过插管练习，可以快速识别出针头放置的最佳位置和完成插管，并且不损坏胆管的管道。

确定最佳的酶消化时间也是其中的关键，不同物种，甚至不同品系小鼠及同一品系不同年龄的小鼠，其最佳消化时间均有差异，这些需要在预实验中进行条件的摸索。此外，37 ℃消化，加入 BCS 消化终止液后，剧烈振荡也非常重要，这一剧烈操作可使胰岛从胰腺组织中游离出来，大大提高胰岛的分离产量，同时对胰岛的活性影响很小。

四、实施方案 2：应用 Liberase TL 分离胰岛方案

实施方案 2　应用 Liberase TL 分离胰岛方案

实验试剂：

Liberase TL(Roche,Cat♯05 401 020 001)，无菌 HPLC 级水，RPMI 1640 培养基，70%酒精，Histopaque1077，FBSaa，含青链霉素双抗、10% FBS 的 RPMI 1640 完全培养基(胰岛完全培养基)。

耗材：

1.5 mL Eppendorf 管，尼龙细胞过滤器，27 G 针头，50 mL 锥形管，5 mL 注射器等。

器械：

水银温度计，解剖剪刀，止血钳，金属丝网漏斗(40 目)，镊子，剪刀，动脉夹等。

方法：

1. Liberase TL 的制备和校准

该方案使用 Liberase TL(Roche,Cat♯05 401 020 001)酶对胰腺进行消化。

(1)将 100~200 mg 的 Liberase TL 冻干粉重新悬浮在无菌 HPLC 级水中，使酶的浓度约为 26 Wünsch U/mL(约为 5 mg/mL)，并将其放在冰上 30 min，每隔几分钟旋转一次，以确保粉末在 30 min 内完全溶解。

(2)将所有溶解的 Liberase TL 混在一起，并轻轻搅拌混合(不要涡旋或振荡)。将 24.3 Wünsch U/mL 的酶分装到预先冷却的 Eppendorf 管中，每个 Eppendorf 管内约为 0.935 mL，放入液氮快速冷冻后，储存温度为−80 ℃。一般来说，分装后的酶可以在−80 ℃中保存 6 个月，每个分装的酶复温后仅供一次使用(约 11 只小鼠的使用量)，解冻后的酶不再重新冷冻储存。

(3)对于每一个新批次的 Liberase TL，需要校准最佳孵育时间。校准时应该使用 Liberase TL 的冻干粉末而不是溶解后的 Liberase TL，以尽可能地模拟真实的实验条件。

注意：

①一定使用水银温度计，并且经常校准所用的温度计，以保证孵育所用水浴孵育器的温度精确到 37 ℃。

②解冻后的酶应该储存在冰上，并在 1.5 h 内使用。使用前，在冰上解冻 1 管 Liberase TL，并将其(0.935 mL)加入 21.6 mL 无血清的 RPMI 1640 培养基中，使最终的工作浓度为 1.08 Wünsch U/ mL。每管 Liberase TL 可分离约 11 只小鼠的胰岛(2 mL/只)。

③消化时间对于提取出高质量的胰岛非常重要，因此需对每批次的 Liberase TL 的孵育时间进行摸索。在预实验中，在 1 h 内灌注尽可能多的小鼠。初次使用时建议设置 10 min、12 min、14 min、16 min、18 min 系列梯度，每个孵育时间使用 1~2 只小鼠。若已有前期实验基础，并且在条件允许的情况下，可以将孵育时间梯度间隔设置为 30 s，以获得更优化的时间点。

④小鼠的年龄对小鼠最佳孵育时间的影响较大。因此,在校准最佳孵育时间时,应该使用相似年龄范围内的小鼠,理想情况下,最好使用8~12周龄的小鼠。当然,即使是8~10个月大的小鼠,也可以提取出高质量的胰岛。对多个孵育时间点的分析显示,获得高胰岛产量的时间区间相对较宽,但在这个范围内,胰岛的质量会有所不同。所以应将不同孵育时间下所提取出的胰岛进行培养,观察48 h以后胰岛的状态,选取其中健康状态的胰岛比例最高所对应的孵育时间条件用于后续实验。

2. 手术操作

1)术前器械准备

(1)需要消毒的工具主要包括:解剖剪刀1把,用于腹部切口;钳子2对;止血钳1个,用于夹闭胆管;金属丝网漏斗1个,40目;尼龙细胞过滤器1个,直径0.1 mm。

注意:使用前对仪器进行高压蒸汽灭菌,以确保所有试剂和仪器(接触样品)的无菌状态。为了避免污染,与胰腺或胰岛接触的工具,其灭菌是至关重要的。不过胰腺的分离和手工提取可以在无菌工作台之外进行,这样不会增加污染概率。

(2)弯曲27 G针头,使得其大约在针长度的一半处引入70°角。针的斜边应朝向肘部内侧。

(3)70%酒精喷雾瓶1个。

(4)具有光源的解剖显微镜1台,置于无菌工作台中。

(5)预冷却离心机至4 ℃,必须配备水平转子,能够以900 g的转速离心,预冷。

(6)将下列试剂置于冰上。

RPMI 1640培养基(1 L,10%血清)

RPMI 1640培养基(200 mL,无血清)

50 mL锥形管(每个胰腺1个)

5 mL注射器

(7)将Histopaque 1077平衡至室温。

(8)在冰上解冻1支校准过的Liberase TL,并加入22.5 mL不含血清的RPMI 1640培养基进行稀释。

(9)将水浴的温度保持在37 ℃。

2)小鼠准备

(1)首先通过颈椎脱位或CO_2窒息使小鼠安乐死。将弯曲的27 G针头连接到5 mL注射器上,吸入2 mL的Liberase TL工作原液(1.08 Wünsch U/mL)备用。

(2)将小鼠仰卧位置于解剖镜上的纸巾上,并用70%酒精喷洒腹部润湿小鼠的毛发,然后从耻骨区域到前腿的V形切口打开腹部,将皮肤折叠在胸部以显露腹腔。

(3)移动小鼠的位置,使头部朝向操作者,找到胆总管的十二指肠入口。

(4)用止血钳夹住胆总管在十二指肠的开口。夹闭的位置对于阻止Liberase TL流入肠道至关重要。如果钳夹的位置过高或过低,Liberase TL均无法充分地充盈胰腺。将止血钳放置至合适的位置,以便在术中止血钳受到压迫时,它可以沿着胰腺/肠道边界移动。

3)胆总管插管

在对胆总管进行插管之前,可能需要通过将肝脏压在隔膜上来重新定位肝脏,以便露出胆总管的整个长度。充分地暴露胆总管后,使用此前准备好的连接在 5 mL 注射器上的弯曲的 27 G 针头进行插管。

有两种插入胆总管的技术。

(1)自由手:夹在十二指肠上的止血钳被拉离鼠头,朝向尾部,使得胆总管绷紧。在靠近肝脏的胆总管处,存在汇合位置,胆囊排出的胆汁和来自肝脏的各种酶在进入肠道之前聚集在一起。通过紧紧地拉动胆总管,暴露出这种汇合形成的 V 形内部组织结构,可暴露导管插管的理想位置。如果定位正确,针将直接滑过 V 形结构,并直接插入导管的下部。在向胰腺内开始灌注 Liberase TL 之前,将针头沿着胆总管走向向前插入胆总管管道几毫米。

在胆总管上进针的位置十分重要,因为这对于防止 Liberase TL 液体回流到肝脏和胆囊内十分关键。另外,更重要的一点是:在胆总管上进针的时候,针头不能插入可以阻塞脾管的位置。脾管是胆总管内难以看见的一个分支,它与脾附近的胰腺的尾部相连,是胰岛的富集区域。如果进针的时候,针头滑过脾管的开口,则脾的胰尾部的灌注将不充分,并且可能导致该区域的胰腺无法充分地消化。理想的进针位置是:针头深度足够远以至于没有 Liberase TL 液体回流到肝脏或者胆囊,同时,针头还没有通过脾管的位置,此时,胰腺可以得到充分的充盈和消化,就会得到较高的胰岛产量。

(2)镊子辅助:将夹在十二指肠上的止血钳从头部拉向尾部,使胆总管变得绷紧。然后,使用连接在 5 mL 注射器上的弯曲的 27 G 针头,刺穿靠近肝脏的胆总管下方的筋膜,用针清除导管上的筋膜。在针仍然存在的情况下,将止血钳放下并拿起一对镊子,使用打开的镊子的一端抬起胆总管。由于针头已经清除了筋膜,镊子中的脊部形成一条可用于将针头引入胆总管导管的管道。在将导管和镊子拉向自己的同时,使用镊子作为逆止器将针头滑入导管。

为了测试是否成功地将针头插进胆总管内,可以通过注射少量的 Liberase TL 液体,如果观察到 Liberase TL 液体填充胆总管管道,则缓慢注射完剩余的 2 mL Liberase TL。如果在充盈过程中,胆总管导管周围的区域开始充盈,则应立即停止注射 Liberase TL,重新定位针头,然后重复上述步骤。

4)Liberase TL 胰腺灌注

当 2 mL 的 Liberase TL 充满胰腺时,十二指肠附近的胰腺组织区域首先开始充盈扩张,然后是胃顶部的胰腺组织区域,最后是脾尾部的胰腺组织(彩图 4)。如果胰腺组织的一个区域开始扩张,但是并没有看到整个胰腺的白色组织均匀扩张和充盈,则可能是针头插进了胰腺的囊内,但并未成功地插进胆总管内。此时,如果继续注射 Liberase TL,则仅胰腺的囊内填充有消化酶,其他部分未与消化酶充分接触,胰岛的收获量将非常低。如果发生这种情况,一定要停止灌注酶,重新定位针头。

5)胰腺剥离

将 Liberase TL 完全灌注完,使得胰腺完全充盈后,可以将充盈起来的胰腺通过其与肠、胃和脾的接触点小心缓慢地剥离出来,放进冰上预冷的管子里。操作时一定要注意,不要使充盈胰腺的外膜破坏,使消化液从胰腺内漏出。

按以下操作可以充分将胰腺完全取出。首先从十二指肠上取下止血钳,然后,使用镊子提起十二指肠,并用另外一只镊子小心缓慢地将充盈的胰腺与肠壁分离,可以通过保持镊子的稳定,同时将肠管小心缓慢地拉出腹部来完成。接下来,将充盈的胰腺从胃的顶部和脾脏处小心缓慢地剥离出来。最后,用镊子将胰腺从腹部夹起来,并用剪刀将其与剩余的筋膜连接处小心地切开,注意不要剪破充盈的胰腺。

6)胰腺的消化

将已经充盈好的胰腺置于 50 mL 离心管中,并在开始消化前,将其置于冰上保持其低温状态,并且启动 1 h 的计时器。为了获得最大的胰岛产量,每个管中最好只放入 1 个已经充盈好的胰腺,为了防止酶对胰腺的过度消化,不建议将灌注过的胰腺放在冰上超过 1 h,因为即使是被放置在冰上处于低温状态,Liberase TL 也会开始降解组织,在 1 h 结束时,应该立即将离心管放入振荡式 37 ℃ 水浴箱内,使消化液完全浸没于 37 ℃ 水浴中。然后依据设计的精确消化时间进行消化。

7)胰岛的纯化

(1)终止消化:将所有离心管转移至冰上,加入含有 10% 血清的 RPMI 1640 培养基至每管 20 mL。血清会阻止 Liberase TL 的消化,起到终止其消化的作用。

(2)解离胰腺组织:在 10 s 内剧烈地上下摇动离心管至少 40 次来充分解离组织,使胰岛从胰腺组织上分离出来。

该步骤对于胰岛的分离和纯化至关重要。即使实现了最佳的 Liberase TL 灌注,采用了严格校准的消化时间,但是如果晃动得不够剧烈,胰腺组织未被充分破坏,胰岛也无法从组织上脱离下来,会严重降低胰岛产量。在该步骤中,对样品的剧烈晃动的处理不会损害小鼠胰岛的活性。

(3)胰岛的纯化分离:

①汇总各个离心管内消化好的胰腺组织,使每个离心管内约有 2.5 个胰腺。将 10 个离心管内的胰腺组织汇总到 4 个离心管内,向每个离心管内加入培养基至 50 mL。

②在 800 r/min,4 ℃ 下离心 2 min。

③倒出上清液,通过轻轻涡旋(将涡流强度调节至约最大值的 50%)几秒钟,将颗粒重悬于含有 10% FBS 的 15~25 mL 培养基中。

④将重悬的浆液通过 40 目金属丝网漏斗,以无菌的 50 mL 锥形管收集滤过液。此过滤过程可以将未消化好的组织、脂肪和淋巴组织分开。用另外 10 mL 含有 10% FBS 的培养基冲洗离心管并倒入金属丝网漏斗中。对剩余的离心管重复此过程。

⑤在 800 r/min,4 ℃ 下离心 2 min。

⑥倒出上清液,使离心管保持倒置的状态,小心地将离心管倒置在纸巾上。注意确保胰岛不会滑落。用纸巾擦拭离心管内部以除去残留的物质,小心不要触碰到离心管内的组织沉淀,将离心管竖直放置一段时间。

⑦将 Histopaque 1077 复温至室温状态,向离心管内加入 5 mL,通过轻轻涡旋几秒钟将沉淀物重悬于 5 mL 室温下的 Histopaque 1077 中。确保悬浮液均匀混匀,然后在管内部加入额外的 5 mL Histopaque 1077,可以将胰岛从管壁上洗掉。

⑧向已经加入 Histopaque 1077 的离心管内继续加入 10 mL 无血清的 RPMI 1640 培养基,通过以每 10 s 加入 1 mL 的速率从离心管的侧面缓慢地添加 RPMI 1640 培养

基,使得 RPMI 1640 培养基缓慢地覆盖 Histopaque 1077,以保持 Histopaque 1077 和 RPMI 1640 培养基之间的清晰界面,RPMI 1640 培养基应该在顶部,底部是 Histopaque 1077。因为血清会影响培养基的密度,在此步骤中不应使用。

⑨将加入了 Histopaque 1077 和 RPMI 1640 培养基的离心管放入离心机内进行离心。在离心机中,在 2400 r/min(900 g)下平衡至 20 ℃,持续 20 min,此离心过程的加速应该缓慢且无制动。该步骤可将胰岛与外分泌细胞分开。胰岛将聚集至无血清的 RPMI 1640 培养基和 Histopaque 1077 之间的界面,而外分泌细胞将在管底部形成沉淀。

⑩用一次性 10 mL 血清移液管从 Histopaque 1077 和 RPMI 1640 培养基界面收集胰岛。因为胰岛会黏附在玻璃上,因此该过程不应使用玻璃移液器,除非是已经硅化的玻璃。将收集起来的胰岛放入无菌的 50 mL 离心管中,此过程可以汇集到多个离心管内,用含有血清的 RPMI 1640 培养基将离心管填充至 50 mL。

⑪将离心管放入离心机内,在 800 r/min 和 4 ℃下离心 2 min。

⑫弃掉上清液,通过轻轻涡旋将胰岛重悬于 50 mL 含有血清的 RPMI 1640 培养基中。

⑬将离心管放入离心机内,在 800 r/min 和 4 ℃下离心 90 s。

⑭弃掉上清液,再重复洗涤 1 次。弃掉上清液并将离心管放入组织培养罩中。将胰岛吸出来重悬于 5 mL 含青链霉素双抗、10% FBS 的 RPMI 1640 培养基中。该培养基将是后续用于胰岛培养的完全培养基。

⑮将 100 μm 的尼龙细胞过滤器置于 15 mL 离心管上,将重悬的胰岛浆液倾倒至过滤器中,使其缓慢地通过过滤器。外分泌细胞一般可以通过过滤器进入 15 mL 离心管,滤网内将保留高纯度的胰岛。

⑯继续用 6 mL 胰岛完全培养基冲洗滤网,以尽可能地洗去外分泌细胞。

⑰在 10 cm² 细胞培养皿中滴入 3 mL 胰岛完全培养基。将过滤器正面朝上翻转,使滤网截留的胰岛浸入培养基中。通过将过滤器接触培养基,可以将过滤器表面的大部分胰岛转移到已经滴入培养基的培养皿中,在此步骤中,应该使用未经增加细胞黏附处理的培养皿,因为在挑取胰岛的过程中,自由漂浮的胰岛更容易被挑取出来。

⑱继续使用 5~7 mL 胰岛完全培养基将残留的胰岛从过滤器中冲洗到培养皿中。

⑲将培养皿放在倒置显微镜的 4× 物镜下,检查胰岛的产量和质量。将培养皿缓慢地旋转,培养基内的胰岛会呈椭圆形聚集在培养皿中心。如果胰岛的产量和质量非常好,可以立即挑取出来进行实验。培养过程中,过于密集的胰岛会使其在培养中坏死并崩解,一般来说,每个 6 cm 培养皿内加入 2~3 mL 培养基后,可以培养 250~300 个胰岛,这样可以使得胰岛保持良好的状态。

⑳有少部分胰岛可通过 100 μm 的尼龙细胞过滤器。该部分胰岛也可以通过下述纯化流程获得。用 15 mL 离心管将过滤液收集起来,上下颠倒,然后将其正置,利用自然重力使比重及颗粒较大的组织沉降,约 4 min 后,从管中吸出除管底 1 mL 液体外的其他液体,补加 12 mL 胰岛完全培养基后,重复该重力沉降回收过程 3~4 次,去除沉积缓慢的单个外分泌细胞,并收集快速下沉的内分泌细胞团(胰岛)的较重聚集体。经

过最终抽吸后,将胰岛重悬于 7 mL 培养基中,并在无菌培养皿中培养。

8)对已纯化胰岛的后处理

(1)胰岛的体外低温培养:Zmuda 等研究者报道,在分离胰岛后的最初48～72 h,使用 22～27 ℃ 孵育培养,可以抑制胰岛的应激反应,使它们可以向体外培养平稳过渡。经他们的实验证实,低温孵育时间超过 72 h 不能增加胰岛的活性,因此低温下孵育 48～72 h 即可。

当组织培养箱无法调节至22～27 ℃时,可以通过关闭加热控制器,同时加入冰袋,使其达到所需的温度范围。

(2)培养基的更换:低温培养后,即恢复至正常的 27 ℃ 培养。此后建议对体外培养的胰岛每24～48 h更换一次培养基,以去除胰岛在应激或死亡情况下分泌的有害因子。这些因子可以在培养基中积累,可产生新的应激。

要更换培养基的话,建议按以下步骤进行:

①使用一次性移液管将培养基和胰岛从培养皿转移到 15 mL 离心管中。

②再加入 3 mL 胰岛完全培养基清洗培养皿,以收集残留的胰岛,并将其加入同一支 15 mL 离心管中。

③上下颠倒装有胰岛的离心管3～4次,然后正置 15 mL 离心管,使胰岛在重力作用下沉降 5 min。

④从 15 mL 离心管中吸出上层的液体,仅保留离心管底部的 1 mL 培养基。然后将胰岛重悬于 4 mL 胰岛完全培养基中。

⑤将胰岛和完全培养基转移到新的细胞培养皿中。向 15 mL 离心管中再加入 3 mL 完全培养基以收集残留的胰岛,并将收集到的胰岛及培养基转移至同一培养皿中。

9)胰岛人工挑取

在倒置显微镜下观察胰岛的形态可以在很大程度上帮助判断胰岛的分泌功能。通过胰岛周围的细胞脱落情况可以判断出这些应激对胰岛的影响。如果只是胰岛外周的细胞脱落,尚且可以用于实验,但如果胰岛的中央核心变黑或出现空洞,就不适合用于实验。通常情况下,胰岛越大,胰岛的中心越容易发生坏死,影响实验的可能性就越大。

如果胰岛在多个培养皿中孵育,则按照上面的步骤将所有胰岛汇集到一个培养皿中。如果胰岛的个数较多,则应使用 50 mL 离心管代替 15 mL 离心管。这可以减少在分离后恢复期间,由培养皿的培养条件的细微差异引起的变异性。

要挑取胰岛进行实验,建议按以下步骤进行:

(1)在胰岛的重力沉积过程中,准备一个配有 4× 或 10× 物镜的倒置显微镜、p200 移液器和一盒无菌 p200 吸头。

(2)将沉淀的胰岛转移到单个培养皿上,并将培养皿移至倒置显微镜下。旋转培养皿,将胰岛转到培养皿的中心。

(3)取下培养皿上的盖子,用 p200 移液器挑取状态良好的胰岛。

10)讨论

胰岛的分离过程可对胰岛造成相当大的损伤,原因有以下几点:①Histopaque 1077 的毒性,②振荡与离心等步骤产生的物理压力,③体外缺氧。

在挑选胰岛时,不建议将不同批次分离的胰岛混合在一起。胰岛的分泌功能受许多因素的影响,包括它们体外培养的时间长短以及从提取到分离过程中所受到的不同分离应激。为了减少变异性,强烈建议在挑取胰岛之前将所有胰岛汇集到一个组中。

每个胰岛估计有 $1000\sim2000$ 个细胞,可以获得 $0.3\sim1$ μg 蛋白质和 25 ng 总 RNA。对于体外测定,标准的实验组可以是 $100\sim250$ 个胰岛,可以在直径 35 mm 或 6 cm 培养皿中加入 $1\sim3$ mL 培养基,将胰岛加入培养皿中培养。对于胰岛移植,每个受体小鼠将需要 $150\sim400$ 个胰岛,具体取决于实验设计。

为了最大限度地减少手工挑取胰岛这一过程所造成的差异和变化,我们使用 p200 移液器吸头的孔口作为估算胰岛尺寸的标准。大多数胰岛的直径约为孔口直径的一半,我们将它们中的每一个都算作一个标准胰岛。任何比这更大或更小的胰岛,我们相应地分别进行胰岛计数。我们分批收集 $20\sim50$ 个胰岛并将它们转移到指定的实验组中。如果将 p200 移液器设定为 180 μL 的体积,则可以将多个胰岛(通常多于 50 个胰岛)收集到一个尖端中。因此,即使每次挑选一个胰岛,也可以通过控制移液器的释放在每个移液管的尖端内收集许多胰岛。这有利于挑选数百甚至超过一千个胰岛供移植实验应用。我们还可以使用这种分批的操作方法将具有相似质量和大小的胰岛均匀地分配在一起。

五、分离胰岛的体外培养及质量评估

(一)采用台盼蓝染色鉴定胰岛的活性和纯度

台盼蓝染色是组织和细胞培养中常用的死细胞鉴定染色方法之一。细胞损伤或死亡时,台盼蓝可穿透变性的细胞膜,使其显现蓝色,而活细胞能阻止染料进入细胞内。将 0.4% 的台盼蓝溶液与含有胰岛细胞的培养基 1:9 混合,5 min 后镜下观察,透明的为具有活性的胰岛细胞,蓝色的为受损或死亡的胰岛细胞。

(二)采用二硫腙(DTZ)染色鉴定胰岛的纯度

DTZ 为螯合指示剂,可与铅、铜、锌等螯合,人和动物(豚鼠除外)的胰岛 β 细胞含锌,DTZ 可与胰岛 β 细胞内锌结合,从而染色呈猩红色,其他细胞不着色,所以 DTZ 对胰岛呈特异性染色。

DTZ 胰岛染色

DTZ 可溶于无水乙醇与 DMSO(二甲基亚砜),常用这两种溶液来配制 DTZ 母液。

(1)DTZ-无水乙醇母液配制($1000\times$):准备 6 mL 加有 100 μL 浓氨水的无水乙醇,称取 $8\sim12$ mg DTZ,按 3.3 mg/mL 的配制浓度加入含氨水的无水乙醇,充分溶解后,再加 Hanks 液 12 mL,作为储存液保存。

(2)DTZ-DMSO 母液配制($1000\times$):称取 $8\sim12$ mg DTZ,按 1 mg/mL 加入 DMSO 使其充分溶解。

　　(3)DTZ 工作液制备:染色前,将储存液取出,用 Hanks 液(pH 7.4~7.6)将 DTZ 母液按 1∶1000 稀释,再使用 0.22 μm 孔径滤器过滤以去除染料内的杂质即可。

　　(4)DTZ 胰岛染色:将 DTZ 工作液与胰岛分离物混合,室温孵育 10 min 后,镜检,胰岛在显微镜下呈猩红色细胞团,对其进行鉴别并且进行计数。

(三)胰岛素分泌量的检测即胰岛功能的检测

1. 葡萄糖刺激胰岛素分泌(glucose-stimulated insulin secretion,GSIS)

　　胰岛的基本特性是在细胞外葡萄糖浓度发生变化时,能调节胰岛素合成和释放。因此 GSIS 对评估胰岛的活性和功能至关重要。

　　测量 GSIS 前,胰岛常以"低"葡萄糖浓度培养,通常约为 3 mmol/L,并测量在"基础"或"未受刺激"的条件下分泌到培养基内的胰岛素的含量。然后将胰岛暴露于更高的葡萄糖水平来测量刺激的胰岛素释放,一般情况下,设定的葡萄糖浓度约为 11.1 mmol/L(半最大效应浓度)或 928 mmol/L(最大效应浓度)。分泌的胰岛素上清液可存放于 -80 ℃,等所有分组实验完成后一并检测。分泌胰岛素的浓度及总量一般使用 ELISA 检测试剂盒检测。

　　胰岛在受到葡萄糖刺激时,胰岛反应可分为两个阶段:第一阶段,胰岛素的快速释放;第二阶段,胰岛素分泌水平下降,并在持续较长时间内保持稳定的胰岛素分泌。GSIS 可以通过静态条件或通过灌注胰岛来测量,以此体现胰岛素在受到葡萄糖刺激后释放的动力。

2. 高钾溶液刺激胰岛素分泌

　　通常情况下,如果分离纯化后的胰岛活性良好,功能正常,其在高钾的刺激后,也能够有效地分泌胰岛素。

　　高钾溶液刺激胰岛素分泌与 GSIS 基本相同,仅将刺激胰岛分泌的溶液更换为 40 mmol/L 氯化钾,刺激 1 h 后收集上清液存放于 -80 ℃,然后使用 ELISA 检测试剂盒检测胰岛素的浓度并计算其分泌总量。

胰岛的蛋白定量

　　我们在研究过程中,常需引入合适的内参,对胰岛的功能进行定量或半定量分析,胰岛总蛋白量是其中最常用的参数。

　　胰岛的蛋白定量:将实验后的胰岛收集到 1.5 mL Eppendorf 管中,用预冷的 PBS 清洗 2 遍,1000 r/min,离心 5 min。然后按照高效 RIPA 组织/细胞裂解液使用说明进行细胞裂解,裂解过程中按要求加入蛋白酶抑制剂。将加入裂解液的胰岛使用振荡器重悬,再置于冰上 30 min 使其充分裂解,16000 r/min,4 ℃,离心 20 min,取上清液为蛋白样品,按蛋白样品的微量 BCA 法进行定量。根据每批分离胰岛对应的蛋白总量及胰岛素分泌量,即可计算每克蛋白中胰岛素的分泌量,以此指示分离胰岛的活性。

3. 葡萄糖刺激的钙分泌(GSCa)

　　在几乎所有细胞内,Ca^{2+} 都至关重要,例如细胞代谢、信号转导和胞吞胞吐,因此,Ca^{2+} 的调控机制十分严格。同样,Ca^{2+} 也是胰岛素分泌信号通路中的组成部分。与 GSIS 类似,通过测定胰岛在受到葡萄糖刺激后,细胞内 Ca^{2+} 浓度的变化(通过荧光探针等方法),可以评估胰岛的活性和功能,这是一个相对敏感的胰岛性能的内在指标。

4. FDA/PI 染色鉴定胰岛活性

在人体胰岛移植领域,还常使用荧光显微镜计算活细胞和死细胞的比例。该方案利用荧光素二乙酸酯(FDA)可以通过异化扩散进入活细胞内,在荧光显微镜下发出蓝色荧光的特点指示活细胞,同时加入碘化丙啶(PI)指示死亡或垂死的细胞,其在荧光显微镜下发出红色荧光。

通过荧光显微镜观察,计算 FDA/PI 的比率,可以评估胰岛的活性。正常情况下,从健康状态的小鼠内分离纯化得到的胰岛,在未经过任何处理前,其活性可高达 90%~95%,即胰岛内含 90%~95% 带有蓝色 FDA 荧光的成分细胞。

六、胰岛移植

随着胰岛分离技术和免疫抑制治疗方案的改进,临床胰岛移植取得了重大进展。胰岛移植是一种微创手术,可以使 1 型糖尿病患者的血糖水平恢复正常并脱离胰岛素治疗,避免了胰腺移植引起的手术并发症。

胰岛非原位移植是胰岛移植 5 年后失去自主分泌功能的主要原因之一。理想的移植部位要求移植操作方便、并发症少、成功率高、移植物可长期存活、易于活检等。目前,胰岛移植的主要部位包括门静脉、肾包膜、脾、腹膜、大网膜、胰腺、胃肠壁、肌肉、皮下、眼前房、睾丸、胸腺、骨髓、脑室等。这些位置均有自己的优势和面临的挑战。因此,胰岛移植部位的选择应该根据实际情况决定。

(一)肾包膜下的胰岛移植

肾包膜下的胰岛移植尽管血液供应相对不足,不能提供富氧的微环境,但对于啮齿动物来说,肾包膜仍是广泛应用的移植位点。肾包膜下移植的胰岛细胞成活率高,发挥功能快,移植后排斥反应弱,且进行肾切除术较容易,便于进行组织学检查。对于免疫缺陷鼠移植物功能而言,该位点比肺、肝、脾更好。

尽管在小鼠模型中肾包膜下的胰岛移植效果很好,但在患者中的效果却不明显。临床研究中,在肾包膜下进行胰岛移植可以使 2/3 的患者分泌 C 肽。然而,从手术的角度来看,在人肾包膜下进行微创移植手术比较困难,且接受该手术的患者有较多出现糖尿病肾病,使得该位点的移植效果较差。

小鼠肾包膜下的胰岛移植

1.1 型糖尿病受体小鼠的建立

(1)将受体小鼠禁食 4~6 h。

最佳胰岛移植受体小鼠的年龄应在 6~10 周龄之间,并在禁食时重量为 20~25 g。为了使小鼠禁食,从小鼠笼架上取下食物,并保持放置小鼠的笼子始终为干净的状态。在此过程中,应该注意务必将小鼠与禁食之前可能就已经落入笼子中的任何剩余食物分开,以确保真正的禁食状态。此操作可以将 80%~90% 的小鼠变成糖尿病小鼠。

（2）禁食 3 h 后，准备柠檬酸钠缓冲液。

小鼠禁食 3 h 后，称取 0.735 g 酶及柠檬酸钠（柠檬酸钠，Mw 294.10），并将其溶于 25 mL 无菌去离子水中。使用 HCl 将 pH 值调节至 4.5。对于每轮实验，应该配制新鲜的柠檬酸钠缓冲液。

（3）准备 STZ 固体粉末。

将 0.05 g 链脲佐菌素（STZ，Mw 265.2）置于 1.5 mL Eppendorf 管中。该剂量足以在约 8 只小鼠中诱导糖尿病。称量足够数量的 STZ（均分装至 1.5 mL Eppendorf 管中），用于给小鼠注射 STZ。STZ 对光敏感，因此用铝箔覆盖每个试管，以保证 STZ 的有效性。

（4）注射前准备。

当小鼠禁食 4 h 后，将 1 管 STZ 与 1 mL 新鲜制备的柠檬酸钠缓冲液混匀重悬。一旦混匀，STZ-柠檬酸盐溶液将在 15～20 min 内失去活性，因此该步骤应该仅在注射小鼠之前立即进行，并且在混匀后尽快地对小鼠进行注射。

（5）小鼠腹腔注射 STZ。

将适当体积的 STZ-柠檬酸盐溶液注射入每只小鼠腹腔内，以达到190 mg/kg 的最终剂量。该剂量可能因小鼠的品系和年龄而异；因此，如果糖尿病的发病率太低或者注射后 3～5 天内有太多小鼠死亡，则可能需要优化注射 STZ 的剂量。常用的 STZ 注射剂量范围为 150～250 mg/kg。

（6）注射完所有小鼠后，恢复食物和水的供应。

（7）注射后 2～4 天测试小鼠的非空腹血糖，判断是否存在非空腹高血糖症（＞350 mg / kg）。连续 3 天有非空腹高血糖症的小鼠可用作胰岛移植的受者。

2. 移植用胰岛的准备

（1）如上文步骤中所述分离胰岛。如有必要，可在移植当天或之前分离胰岛。

（2）将胰岛按所需的数量进行分组，转入无菌的 1.5 mL Eppendorf 管中，置于冰上准备移植。每只小鼠使用 1 个 1.5 mL Eppendorf 管。

当供受者小鼠为 C57BL/6 或 Balb/c 时，150～250 个胰岛只能轻微地恢复 1 只成年小鼠（18～20 g）的正常血糖调节水平，而 300 个胰岛或更多胰岛则具有较好的疗效。

已有研究显示，较大的小鼠将需要更多的胰岛。此外，胰岛供体的状态不同、受体的体重和个体具有差异性、给予受体的任何其他治疗不同，甚至挑取胰岛的人不同，胰岛移植的受体恢复正常血糖所需的胰岛数量就可能不同。因此，移植所需的胰岛数量在很多研究中，都是一个需要前期摸索的变量。

3. 将胰岛移植到包膜肾囊

（1）实验器械与材料（所有手术器械必须进行消毒）：

25 μL 汉密尔顿注射器

凝胶点样用 200 μL 吸头（该吸头有细长且柔性较强的尖端）

异氟醚和异氟醚蒸发器

McPherson-Vannas 剪刀

止血钳

27 G针头

缝合线

PE 50柔性管,一端切为平端(连接注射器或移液器吸头),另一端则切割为斜面(向肾包膜内注射胰岛)

无菌Eppendorf管(每个受体1个)

Eppendorf管管架

医用弯钳(2把)

鼠用伤口夹

火焰灭菌过的玻璃毛细管针 *

50 mL无菌离心管(装有PBS)

透明塑料无菌盖布

* 用于在肾脏的包膜与肾实质间建立一个小囊袋,该针头的前端需要做一个模拟小鼠肾脏角度的弧,以保证在小创口的情况下为胰岛定植建立足够的空间,此外还要确保探头末端经过充分火焰抛光处理,以避免出现尖锐的边缘。

(2)具体实施步骤:

①称重并标记所有糖尿病受体小鼠。依据统计学原则,在移植前将每只小鼠分配到各实验组,以使每个实验组具有相似的体重分布。

②准备异氟醚蒸发器,并在其气体出口的敞开式前罩内设置手术区域。

③用异氟醚麻醉受体小鼠,然后用电动剃刀刮其侧面皮肤的毛发,要求将要进行移植的区域的毛发刮光,并刮光其邻近区域。

④将鼠头保持麻醉状态,将其垂直放置并直接放在玻璃棒的轴上,使剃光的侧面朝上。用70%乙醇喷涂侧面。交替使用医用碘伏和70%乙醇将手术小鼠重复擦洗三次。用透明塑料无菌盖布覆盖小鼠,同时暴露剃光的侧面。

⑤在麻醉小鼠同时准备用于移植的胰岛。通过完成以下步骤来完成此操作:a. 将无菌的凝胶点样用200 μL吸头的尖端放入1.5 mL Eppendorf管,缓慢插入管底,使其吸头尖端反折形成具有平缓"U"形弯曲的结构。注意在插入过程中不要旋转吸头,从而避免吸头尖端被扭结,这会增加吸头对胰岛的剪切力,减少移植胰岛的数量。胰岛将从200 μL吸头的大开口端(该处为吸头与移液器连接的开口处)加入。b. 轻轻地从冰中取出1管上文步骤中制备的胰岛,此时所有的胰岛应该已经沉降至Eppendorf管的底部。使用p200移液器,轻轻地从管底部吸出胰岛,尽量避免吸到液体以减小吸取的体积。将吸取的胰岛从上述步骤中准备的"U"形弯曲吸头大开口端缓慢吹入,静置至胰岛沉降至"U"形弯曲吸头的尖端狭窄空间内。c. 在胰岛沉降完全后,尽可能多地从"U"形弯曲吸头的大开口端吸出上层培养基。d. 从Eppendorf管中取出"U"形弯曲吸头,将其尖端与PE 50柔性管(长约15 cm)的平端连接,然后使用p200移液器将胰岛推至管道长度的60%位置。e. 丢弃"U"形弯曲吸头,将载有胰岛的PE 50柔性管的平端与25 μL汉密尔顿注射器连接。在转移连接之前,确保注射器的柱塞被拉至最大量程。f. 按下注射器的柱塞,将胰岛推至距离斜面开口约0.5 cm处备用。

⑥在小鼠麻醉状态下,用手指抚触其皮肤感知肋骨边缘,定位肾脏的位置。然后使

用 McPherson-Vannas 剪刀在垂直于脊髓的方向上通过真皮直接在其上方做 2 cm 切口。该切口将暴露腹膜壁。

⑦用 McPherson-Vannas 剪刀在穿过真皮层的方向上穿过腹膜壁切开 1 cm 的切口。一定要注意，该切口产生的开口应该小于暴露的肾脏。

⑧使用玻璃棒的轴作为止回器，通过向下按压相邻的表面迫使肾穿过腹膜开口。如果开口略小于肾脏，则肾脏将挤压开口并稳定地停留在小鼠的表面上，而无须任何额外的操作或接触。这种定位对于随后的移植步骤是最佳的。如果开口太大，肾脏将回落到腹膜腔中，使得难以完成后续的步骤。

⑨手术过程中，要使用浸泡的棉签涂抹器，用冰冷的无菌 PBS 润湿暴露的肾脏表面。每隔几分钟或根据需要，重复此步骤以防止肾囊干燥。

⑩使用 27 G 针头，穿过肾小囊，穿过肾脏前表面的 0.2 cm 切口，从左侧向右侧移动。

⑪使用火焰灭菌过的玻璃毛细管针，在肾囊和肾实质之间创建一个小囊袋。将毛细管针插入上述步骤中制作的切口，并沿肾脏背侧面向后面移动。一个理想的毛细管针会有一个弯曲，与肾脏表面的自然弧相匹配。这将允许探针到达肾脏的最后端，而不会撕大前开口。操作中要注意：囊袋尽可能长和窄，这样更适合胰岛移植，短而宽的囊袋并不理想，因为它们会使得胰岛从囊袋中溢出。长而窄的囊袋可以使得胰岛朝向肾的后端沉积，而对囊袋的损伤最小。

⑫取出上述步骤中所准备的 25 μL 汉密尔顿注射器，将胰岛移动到 PE 50 柔性管斜面开口的最边缘。

⑬将 PE 50 柔性管的斜边插入步骤⑪中准备的囊袋中。斜边应朝上，使其长边与肾实质接触，将 PE 50 柔性管移动到囊袋的最后端。

⑭通过按下注射器的柱塞，将胰岛从 PE 50 柔性管缓慢转移到囊袋中。随着胰岛填充囊袋，可以慢慢地将 PE 50 柔性管向后移出，为胰岛沉积留出更多空间。确保所有胰岛都从管内转移到囊袋中。不要用空气或多余的液体填充囊袋。

⑮从囊袋中取出 PE 50 柔性管后，使用火焰灭菌过的玻璃毛细管针将胰岛轻轻包裹到近端囊袋的一端。可以通过沿着前后方向在肾脏的外表面滑动玻璃毛细管针来做到这一点。注意不要将胰岛包裹得太紧，因为囊袋下的后端可能会破裂，导致胰岛溢出。将肾脏放回腹膜腔内时，应该使囊袋前部开口的胰岛损失量最小。

⑯使用弯曲的手臂镊子提起肾脏开口附近的腹膜内层，然后使用 PBS 浸泡的棉签轻轻将肾脏推回腹膜腔内。

⑰通过在腹膜壁上缝线，可以将切口夹在真皮层内来闭合小鼠的腹部伤口。

⑱将完成手术后的小鼠放回笼中复温苏醒，等小鼠完全从麻醉中苏醒后再转至普通小鼠笼中饲养观察。建议在饲养笼内放入一片脱脂棉，这有助于术后小鼠的体温维持及伤口愈合。小鼠的复苏可放在有保温垫或者加热灯的笼子里面进行，用加热灯时还要注意保护小鼠的眼睛。对剩余的小鼠重复步骤④至⑱。

⑲手术 24 h 后检查非空腹血糖水平。所有小鼠在术后第一天的血糖应该是正常的（血糖＜200 mg/dL）。

4.胰岛移植的关键步骤

胰岛移植的关键步骤是 STZ 诱导糖尿病和将胰岛有效递送到囊袋。STZ 是天然存在的葡萄糖类似物,其对胰岛素分泌细胞即胰岛 β 细胞具有选择性毒性。但是,这种选择性毒性发生在相对窄的浓度范围内。事实证明,高剂量的 STZ 可导致动物快速死亡(2～3 天)并且没有高血糖。因此,在开始任何大规模动物实验之前,应注意确定 STZ 对于所用小鼠的品系和年龄的最佳剂量。

将胰岛移植到包膜袋也是关键的步骤。为了达到预期的结果,必须尽量减少胰岛在移植过程中的损失。如果肾脏有缺陷或撕裂,就会导致胰岛损失。温和细致的操作可以避免对囊袋的损坏,光滑的玻璃探针来制备包膜袋也有助于避免对囊袋的损坏。另外,可以通过缓慢的注射达到最小注射量,从而减少对囊袋的破坏。

在胰岛准备阶段,如果将上清液去除至沉降胰岛的水平位置,通常子囊袋有足够的空间可以放置 400～500 个胰岛。然而,如果注射的体积太大,则胰岛更可能从袋中泄漏出来,从而在移植过程中,降低了实验的可重复性。在该步骤中,可以修改一些步骤获得更好的结果。这些包括以下内容:

(1)使用不同的用于消化胰腺的酶。

(2)采用将酶灌注至胰腺的不同方法。

(3)使用连续的 Ficoll sodium-diatrizoate(FSD)梯度代替单密度 Histopaque 1077 步骤。

(4)将胰岛移植到除了肾包膜以外的地方。

在该方案中,Liberase TL 可以用于降低胰腺内的细胞-细胞接触。Liberase TL 基本上是高度纯化的胶原酶混合物,已被证明可用于胰岛提取。然而,较低纯化的胶原酶也能够实现类似的结果。因此,可以使用不同的市售的酶制剂来消化胰腺,通过优化消化的条件以实现高质量、产量和纯度的胰岛获取。

(二)脾实质内胰岛移植

目前,已有提议将胰岛细胞输注入脾静脉支流或直接注入脾髓作为潜在的胰岛移植方案。在犬模型中,自体胰岛移植到脾和肝逆转糖尿病的效果相近。尽管脾是胰岛代谢的适应位点,且在大型哺乳动物实验中取得了较好的结果,但移植受体的脾破裂出血风险高,而且移植的胰岛更容易接触到淋巴细胞,故该移植部位无应用潜力。

(三)门静脉胰岛移植

目前,临床胰岛移植多采用门静脉作为移植部位。理论上,肝脏在调节胰岛素水平方面发挥着重要作用,将胰岛素直接分泌到肝脏可以严格控制血糖。与其他移植部位相比,门静脉胰岛移植时,胰岛细胞的吸收效果比较好,需要的胰岛细胞较少。但经门静脉移植的胰岛细胞约有 1/2 会在移植后不久便失功。随着时间推移,大部分患者仍需注射胰岛素,所以门静脉并非最理想的移植部位。此外,门静脉胰岛移植可能出现出血、血栓形成、免疫抑制剂毒性作用、门静脉高压症、经血液介导的即刻炎性反应等并发症。

小鼠门静脉胰岛移植

1. 移植前准备

(1)移植工具的制备:将一次性 200 μL 电泳点样用吸头剪去尖头,剪取一段 6 号不锈钢针针头,稍弯折后接到剪去尖头的点样用吸头上,剪去吸头尾端直径较大部分,使其能密封连接 1 mL 注射器针筒。

(2)胰岛准备:将 250 ± 50 IEQ 的胰岛混悬至培养液中,吸至 1 mL 移植工具中,待胰岛沉淀后,弃去部分上清液,使溶液剂量达约 0.3 mL,翻转注射器,使胰岛慢慢沉降并混悬至吸头的尖头部。

(3)移植手术操作:糖尿病小鼠术前 15 min 皮下注射 50 μL 头孢唑林钠(浓度为 50 g/L),持续吸入异氟烷麻醉后,固定小鼠,剃去腹部毛发,用乙醇消毒手术野,用眼科剪沿腹白线剪开腹部皮肤,用拉钩固定腹壁,在体视显微镜下用无菌棉签拨开小肠和十二指肠,暴露胆总管和门静脉。将胰岛再次混悬,在体视显微镜下顺血流方向将针头插入门静脉,缓慢推注胰岛混悬液,使其随血流缓慢进入肝脏,推注时间为 10~20 s,液体量为 0.1~0.2 mL。推注完毕,用棉签压迫出血点 1~2 min(必要时采用止血海绵),观察无出血后,关闭腹腔,并注射 1 mL 生理盐水补液。

2. 术后护理及疗效评价

(1)血糖监测:术后小鼠每 12 h 注射 100 μL 头孢唑林钠抗炎,持续一周,术后 2 天内每 12 h 测定 1 次血糖,之后每日测定 1 次血糖,直至连续两次血糖超过16.7 mmol/L后宣告移植物失效。

(2)口服葡萄糖耐量试验(OGTT):胰岛移植第 10 日取 3 只小鼠各测 1 次 OGTT,小鼠禁食过夜后,将葡萄糖溶于蒸馏水(浓度为 300 mg/ mL)后给其灌胃,剂量为 2.0 mg/g,于灌胃后 20 min、40 min、60 min、90 min、120 min 测定血糖值。对正常鼠和糖尿病鼠运用相同的测定方法,对比各时间点血糖峰值,评价胰岛功能和移植的效果。

(3)肝脏内胰岛的组织学评价:取胰岛移植后第 10 天的小鼠,持续异氟烷吸入麻醉下剪开腹部皮肤和肌肉层,并破心处死,用显微外科剪在肝脏固定位置切取肝脏组织,用 4% 多聚甲醛液固定 24 h,经脱水、石蜡包埋、切片、HE 和胰岛素免疫组化染色,显微镜下观察组织 HE 和胰岛素免疫组化染色结果。

主要参考文献

[1] Kelly W D, Lillehei R C, Merkel F K, et al. Allotransplantation of the pancreas and duodenum along with the kidney in diabetic nephropathy[J]. Surgery,1967,61(6):827-837.

[2] White S A, Shaw J A, Sutherland D E. Pancreas transplantation[J]. Lancet,2009,373(9677):1808-1817.

[3] Dean P G, Kukla A, Stegall M D, et al. Pancreas transplantation[J]. Bmj,2017,357:j1321.

[4] Vardanyan M, Parkin E, Gruessner C, et al. Pancreas vs islet transplantation:

a call on the future[J]. Curr Opin Organ Transplant,2010,15(1): 124-130.

[5] Robertson R P, Davis C, Larsen J, et al. Pancreas transplantation for patients with type 1 diabetes[J]. Diabetes Care,2003,26 Suppl 1: S120.

[6] Shyr Y M. Pancreas transplantation[J]. J Chin Med Assoc,2009,72(1): 4-9.

[7] Fioretto P, Steffes M W, Sutherland D E, et al. Reversal of lesions of diabetic nephropathy after pancreas transplantation[J]. N Engl J Med,1998,339(2): 69-75.

[8] Demartines N, Schiesser M, Clavien P A. An evidence-based analysis of simultaneous pancreas-kidney and pancreas transplantation alone[J]. Am J Transplant, 2005,5(11): 2688-2697.

[9] Gruessner A C,Sutherland D E. Pancreas transplant outcomes for United States (US) and non-US cases as reported to the United Network for Organ Sharing (UNOS) and the International Pancreas Transplant Registry (IPTR) as of June 2004 [J]. Clin Transplant,2005,19(4): 433-455.

[10] Meloche R M. Transplantation for the treatment of type 1 diabetes[J]. World J Gastroenterol,2007,13(47): 6347-6355.

[11] Pepper A R, Bruni A, Shapiro A M J. Clinical islet transplantation: is the future finally now? [J]. Curr Opin Organ Transplant,2018,23(4): 428-439.

[12] Maffi P,Secchi A. Clinical results of islet transplantation[J]. Pharmacol Res, 2015,98: 86-91.

[13] Jin S M, Kim K W. Is islet transplantation a realistic approach to curing diabetes? [J]. Korean J Intern Med,2017,32(1): 62-66.

[14] Howell S L, Kostianovsky M, Lacy P E. Beta granule formation in isolated islets of langerhans: a study by electron microscopic radioautography[J]. J Cell Biol,1969, 42(3): 695-705.

[15] Ballinger W F, Lacy P E. Transplantation of intact pancreatic islets in rats[J]. Surgery,1972,72(2): 175-186.

[16] Sutherland D E, Gores P F,Farney A C, et al. Evolution of kidney, pancreas, and islet transplantation for patients with diabetes at the University of Minnesota[J]. Am J Surg,1993,166(5): 456-491.

[17] Ricordi C, Lacy P E, Finke E H, et al. Automated method for isolation of human pancreatic islets[J]. Diabetes,1988,37(4): 413-420.

[18] Pyzdrowski K L, Kendall D M, Halter J B, et al. Preserved insulin secretion and insulin independence in recipients of islet autografts[J]. N Engl J Med,1992,327(4): 220-226.

[19] Shapiro A M, Lakey J R, Ryan E A, et al. Islet transplantation in seven patients with type 1 diabetes mellitus using a glucocorticoid-free immunosuppressive regimen[J]. N Engl J Med,2000,343(4): 230-238.

[20] Ryan E A, Paty B W, Senior P A, et al. Five-year follow-up after clinical islet transplantation[J]. Diabetes,2005,54(7): 2060-2069.

[21] Shapiro A M,Ricordi C,Hering B J,et al. International trial of the Edmonton protocol for islet transplantation[J]. N Engl J Med,2006,355(13):1318-1330.

[22] Ahearn A J, Parekh J R, Posselt A M. Islet transplantation for Type 1 diabetes:where are we now? [J]. Expert Rev Clin Immunol,2015,11(1):59-68.

[23] 姚豫桐,罗兰云,薛华,等. 我国首例胰腺次全切除联合自体胰岛细胞移植治疗慢性胰腺炎临床分析[J].中国普外基础与临床杂志,2013,20(10):1155-1158.

[24] 王维,莫朝辉,叶斌,等. 新生猪胰岛移植治疗糖尿病病人的临床研究[J].中南大学学报(医学版),2011,36(12):1134-1140.

[25] Jindal R M, Ricordi C,Shriver C D. Autologous pancreatic islet transplantation for severe trauma[J]. N Engl J Med,2010,362(16):1550.

[26] Dunn T B, Wilhelm J J,Bellin M D,et al. Autologous islet transplantation:challenges and lessons[J]. Curr Opin Organ Transplant,2017,22(4):364-371.

[27] Shindo Y, Kanak M A. Total pancreatectomy with islet autotransplantation:recent updates and outcomes[J]. Curr Opin Organ Transplant,2017,22(5):444-451.

[28] Mourad N I, Gianello P R. Xenoislets:porcine pancreatic islets for the treatment of type I diabetes[J]. Curr Opin Organ Transplant,2017,22(6):529-534.

[29] Salama B F, Korbutt G S. Porcine Islet Xenografts:a Clinical Source of ss-Cell Grafts[J]. Curr Diab Rep,2017,17(3):14.

[30] Dhanasekaran M, George J J, Loganathan G, et al. Pig islet xenotransplantation[J]. Curr Opin Organ Transplant,2017,22(5):452-462.

[31] Bertuzzi F, Colussi G, Lauterio A, et al. Intramuscular islet allotransplantation in type 1 diabetes mellitus[J]. Eur Rev Med Pharmacol Sci,2018,22(6):1731-1736.

[32] Gerling I C, Serreze D V, Christianson S W, et al. Intrathymic islet cell transplantation reduces beta-cell autoimmunity and prevents diabetes in NOD/Lt mice[J]. Diabetes,1992,41(12):1672-1676.

[33] Sandberg M,Carlsson F, Nilsson B, et al. Syngeneic islet transplantations into the submandibular gland of mice[J]. Transplantation,2011,91(2):e17-19.

（刘　新　贺雯茜　黄藤　覃远君　张　述）

第四章
人胰岛移植

导言

近年来,随着在供体胰腺的获取和处理、胰岛的分离和纯化、新型免疫抑制剂的应用等领域不断取得重大突破,胰岛移植被公认为一种治疗 1 型糖尿病的最安全有效的手段。而且胰岛移植治疗比现有的治疗手段更符合生理的代谢控制,有利于患者摆脱对胰岛素的依赖,并保证移植胰岛在长时间内保持功能正常,从而达到改善患者生活质量的目的。根据最近国际胰岛细胞移植登记处(collaborative islet transplant registry,CITR)的年度报告,一例胰腺供体的胰岛产量高于 300000 胰岛当量(islet equivalent,IEQ)时可定义为胰岛分离成功。如果按照每千克体重需要 5000 IEQ 移植胰岛,受者体重按平均值 60 kg 计算,300000 IEQ 胰岛刚好可以满足受体对胰岛素的正常需求。以下我们将从胰腺的获取、消化,胰岛的分离、纯化和体内胰岛移植手术方案等几个方面介绍胰岛移植治疗方案。

一、胰腺供体的选择

在全球范围内优质胰腺供体短缺的现实条件下,尽可能选择合适的供体胰腺不仅对胰岛的分离效果有很大影响,而且在很大程度上决定了胰岛的活性和后续胰岛移植手术的疗效。

国际胰腺移植登记处(international pancreas transplant registry,IPTR)对必须排除作为胰腺移植来源的供体提出了硬性标准,后来被广泛应用于胰腺移植和胰岛移植中供体的选择。排除标准如下。

(1)年龄:> 65 岁,< 5 岁。

(2)既往病史:病毒性肝炎 A、B 或 C 型;AIDS;HIV-Ⅰ 或 HIV-Ⅱ 阳性;HTLV-Ⅲ;病毒性脑炎;梅毒;Creutzfeldt-Jacob 病;狂犬病;活动性肺结核;1 型/2 型糖尿病;肿瘤(除皮肤性或原发性脑肿瘤);系统性感染活动期;痴呆;接受脑垂体生长激素治疗后。

(3)长期滥用酒精。

(4)近期滥用静脉药物。

(5)高感染或传染性疾病病史。

(6)胰腺损伤。

(7)糖尿病、急性坏死性胰腺炎、慢性胰腺炎、接受胰腺手术者。

(8)明显腹腔感染。

(9)长期高血压并引起显著生化改变(血肌酐>1.5倍正常水平,血转氨酶>2倍正常水平)。

(10)循环中止时间>5 min,伴48 h内血流动力学不稳定,或明显血生化改变。

(11)ICU治疗时间>7天。

(12)血钠离子浓度>160 mmol/L。

(13)血淀粉酶>380 U/L或脂肪酶>480 U/L。

(14)去甲肾上腺素>0.05 $\mu g/kg$(体重),多巴胺>10 $\mu g/(kg \cdot min)$。

目前只有美国和日本对用于胰岛移植的胰腺供体提出了适合各自国情的具体硬性纳入/排除标准,美国和日本的胰岛移植供体纳入/排除标准如表4-1所示。

表 4-1 美国和日本的胰岛移植供体纳入/排除标准

	美国(Baylor 大学)	日 本
供体 纳入标准	原位低温灌注:要求	原位低温灌注:无要求
	冷缺血时间:不超过18 h	冷缺血时间:无要求
	年龄:25～70岁	年龄:70岁以下
	住院时间:少于96 h	住院时间:无要求
供体 排除标准	热缺血时间:超过10 min	热缺血时间:超过30 min
	病史:1型/2型糖尿病, 除脑肿瘤外的恶性肿瘤, 脓毒血症	病史:1型糖尿病,恶性肿瘤, 脓毒血症
	血液检查:血肌酐升至起始值的150%以 上;AST或ALT高于正常值2倍以上	血液检查:对血肌酐、AST和ALT 无要求
	血管加压药:去甲肾上腺素	血管加压药:无要求

注:AST表示aspartate aminotransferase,天门冬氨酸氨基转移酶;ALT表示alanine transaminase,丙氨酸转移酶。

显然,与欧美国家相比,日本对用于胰岛移植的胰腺供体的要求明显降低,这也是由日本国内器官移植供体极度短缺所致。在此基础之上,我们回顾了历年来全球范围内成功和失败的胰腺胰岛分离的实践经验,总结了可能对胰岛分离获得率和胰岛质量产生显著影响的胰腺供体因素。

(1)年龄:在25～70岁的年龄范围内,年龄与胰岛得率成正相关。以45周岁为分界线,尽管大于45岁组的胰岛得率较高,但小于45岁组的胰岛功能却明显优于高龄组。从25岁以下的胰腺供体中分离的胰岛获得率有所降低,但从胰岛的功能和活性看,年轻胰岛优于年长胰岛,因此更利于胰岛移植手术后血糖的长期稳定调控。

(2)性别:男性胰腺供体的胰岛获得率较女性供体高,这可能是因为男性常常比女性的体型高大,体重更重,相应的体表面积也更大,所以胰腺的体积和重量更大,胰岛数量更多。

(3)体重:体重与胰岛获得率成正相关。

(4)身高:身高与胰岛获得率成正相关。

(5)体重指数(body mass index,BMI):统计数据表明BMI对胰岛分离效果的影响是有争议的,但在慢性胰腺炎患者进行胰腺全切而行自体胰岛移植的案例分析统计中,BMI较高

(>23)的患者往往能获得更多胰岛以及更好的胰岛移植效果。

(6)体表面积(body surface area,BSA):BSA 与胰岛获得率成正相关。

(7)快速精氨酸应激测试(acute insulin response to arginine):这是在 2007 年提出的一项预测胰岛分离获得率的快速测试。检测方法如下:在摘取胰腺之前,从一侧静脉注射精氨酸溶液(0.125 g/kg),从另一侧静脉分别收集 0 min、1 min、3 min、5 min 血液样本,应用酶联免疫法检测样本中胰岛素和 C 肽的水平。经线性回归分析,供体胰岛素和 C 肽分泌与胰岛获得率成正相关关系。这一测试方法虽然还没有得到广泛认可,但是在长期胰岛分离经验累积的基础上,划定预测胰岛分离效果的血清胰岛素基线水平,有助于提高胰岛分离效果,同时节省人力、物力及财力。

(8)胰腺的状态:胰腺器官本身的状态,包括充血、纤维化和慢性胰腺炎等器质性改变都会对胰岛获得率和胰岛质量产生明显的负面影响。通常认为胰腺充血是由电击导致的(如心电除颤),电击引起血压突增,加之胰腺中的血管壁比较脆弱,就使得血液从管壁渗出,造成胰岛充血。有些研究者观察到从充血胰腺中获得的胰岛显著少于健康胰腺,但是具体的原因及机制还不甚明朗。随年龄增长,胰腺会呈现一定程度的纤维化,但这种程度的纤维化还不足以明显降低胰岛的获得率,但如果是慢性疾病如慢性胰腺炎等形成的胰腺纤维化,则非常不利于胰岛的获取。首先,纤维化的胰腺难以消化,这会使得操作者很难把握好胰腺消化的时间。其次,在消化过程中,炎症状态下的外分泌组织更容易被消化,当外分泌细胞破裂并释放大量消化酶,内分泌组织中的胰岛就会被自身消化成单个细胞,所以我们将只能看到少量包膜完整的胰岛。

为了更好地厘清胰腺供体对临床胰岛分离效果的影响,2005 年由加拿大 D. O'Gorman 外科团队首次提出"胰岛供体评分"(islet donor scoring,IDS)的概念,并将多种胰岛供体变量因子纳入评分系统。它们包括年龄、冷缺血时间(cold ischemic time,CIT)、BMI、死因、住院时间、血清淀粉酶/脂肪酶水平、血糖、胰腺处理团队与胰岛分离团队的距离、血管升压药的使用、热缺血时间及其他医疗信息如高血压、酗酒和吸烟等。值得注意的是,IDS 系统是建立在 Edmonton 胰岛分离技术上的。由于涵盖的范围较广,自推出后一直被多个实验中心采用。

随着胰岛分离技术的不断更新和改进,2016 年,在美国多个器官移植研究中心联合研究的基础上,北美胰岛供体评分系统(north America islet donor scoring,NAIDS)被正式提出,并与胰岛获得率进行了相关性分析。在 2005 年版的 IDS 基础上,NAIDS 不仅增添了新的影响因子,而且对所有胰岛供体变量进行了更加精确的划分。他们将年龄、身高、体重、BMI、BSA、CIT、血淀粉酶、血脂肪酶、AST、ALT、HbA1c、最高血糖、最低血糖、血尿素氮(blood urea nitrogen,BUN)、血肌酐和钠离子浓度等划分为连续变量,而把性别(男/女)、死因(脑血管意外/缺氧/脑创伤联合腹部外伤/脑创伤无腹部外伤)、胰腺获取距离(近/远)、入院时间(小于 2 天/2~4 天/5~7 天/大于 7 天)、血管升压药使用频率(无/1 次/2 次/3 次/3 次以上)和其他病史(高血压/酒精滥用/心搏骤停)归为分类变量。

经线性回归分析发现,在这些变量中,有利于胰岛获取的因素有:

· 体重(kg)> 120。

· 近距离获取胰腺。

· Na$^+$ 浓度:130~160 mEq/L。

- 最高血糖(mg/dL)< 410。

不利于胰岛获取的因素有:

- 年龄(岁)< 20 或> 75。
- CIT(h)< 2 或> 17。
- 体重(kg)< 55。
- HbA1c(%)> 6.5。
- ALT(U/L)> 1070;AST(U/L)> 580;BUN(mg/dL)> 80。
- 血淀粉酶(U/L)> 1500。

新的胰岛供体评分系统不仅适用于临床胰岛移植,同样可以用于实验研究中成人胰岛获取的评估。如表 4-2 所示。

表 4-2　北美胰岛供体评分系统

BSA/m² *	得分
$X <$ 1.54	0
1.54 $\leqslant X <$ 1.82	5
1.82 $\leqslant X <$ 2.00	10
2.00 $\leqslant X <$ 2.18	20
2.18 $\leqslant X$	25
使用抗利尿激素类型	
大于 2 种	0
2 种	3
1 种	10
未使用	15
BMI/(kg/m²)	
$X <$ 20.1	0
20.1 $\leqslant X <$ 28.1	2
28.1 $\leqslant X <$ 32.5	7
32.5 $\leqslant X <$ 52.0	10
52.0 $\leqslant X$	0
不利因素	
至少 1 项	0
无	35
有利因素	
无	0
1 项	2
2 项	7
大于 2 项	15

* 注:BSA(m²)=0.0061 ×身高(cm)+ 0.0128 ×体重(kg)- 0.1529

二、胰腺组织的摘取、保存和运输

根据胰腺供体的直接死亡原因，可将供体分为两类：心脏停搏供体（non-heart-beating donor，NHBD）和脑死亡供体（brain dead donor，BDD）。这两类供体的最大区别在于，NHBD 供体比 BDD 供体更容易遭受热缺血损伤。在上一小节中，我们提到供体的热缺血时间应当控制在 10 min 以内，否则将对胰腺器官产生不可逆的损伤，并直接影响胰岛分离的获得率和胰岛活性。在本节中，我们将对胰腺摘取技术、器官保存技术和器官运输方法等方面进行详细介绍，并比较各种技术的优缺点。

原位器官冷却系统（in situ regional organ cooling system，ISRC）最初是为了获取肾脏供体建立的技术。随着胰腺移植和胰岛移植技术的发展，ISRC 被引用到胰腺供体获取操作中，即使有时候并不需要联合摘取肾脏供体。研究表明，在 NHBD 供体获取时采用 ISRC 可以有效缩短热缺血时间至 5～7 min，因此减少了胰腺细胞损伤。胰腺原位冷却操作需要至少一位熟悉人体腹部解剖的外科医生实施。ISRC 的具体操作流程为：在心搏骤停之前，从股动脉置入双球囊导管直至进入腹腔轴上方的主动脉中，静脉导管也从股静脉置入下腔静脉中，以排除灌注液和血液。打开小囊，切开胃结肠韧带和胃肠韧带，一位操作者打开冷却系统开始灌注（20 mL/min），紧密观察胰腺是否灌注均匀，另一位操作者将无菌碎冰放在器官表面，减少热缺血损伤。如果要先摘取肾脏，那么在摘取肾脏的同时需密切注意动静脉的压力变化，同时避免破坏胰腺包膜。肾脏摘取后，可开始胰腺的摘取。

胰腺器官摘取常常并不是仅摘除单个胰腺，而是连同其他与胰腺相连的器官一起摘取，如肝脏、脾脏。熟练掌握腹腔脏器的解剖结构和血管走行，可有效避免胰腺损伤而影响后续实验。在整个摘取过程中，操作者必须严格遵守"无接触"原则，即在分离胰腺时，以脾脏作为操作的支点，避免外力直接作用于胰腺。

那么，胰腺摘取后是否需要立即进行胰腺管灌注（pancreatic ductal perfusion，PDP）呢？如果需要，该选择何种灌注液？其实，除了在最初的胰岛移植标准方案中没有进行胰腺管灌注外，之后多种改进的胰岛移植实验方案都将胰腺管灌注纳入操作流程，只是不同的方案中采用的灌注液不尽相同。与标准胰岛移植方案相比，添加胰腺管灌注步骤后胰岛获得率和活性均有明显改善。这里我们会介绍几种被广泛采用的灌注液。

（1）UW 液（university of Wisconsin solution；UW，DuPont Pharma）：UW 液用于各类器官保存已经有 20 多年的历史，直到现在采用 UW 液保存胰腺依然是胰岛移植的金标准。UW 液灌注可以减少低温造成的细胞肿胀和冷缺血损伤，有助于提高胰岛获得率和胰岛质量。但也有文献报道，UW 液会抑制胶原酶的活性，而且较高的液体黏性也对胰岛分离不利。与此同时，由于 UW 液中的钾离子浓度过高，会造成 β 细胞过度释放胰岛素而耗竭，极大影响胰岛细胞的活性和功能。

（2）ET-Kyoto 液（ETK；Otsuka Pharmaceutical Factory Inc，Naruto，Japan）：ETK 液最初是为肺移植手术中的器官保存而设计的，后来发现在胰腺器官的保存中也有良好的效果。与 UW 液相比，ETK 液中的钠离子和钾离子浓度较低，分别是 100 mmol/L 和 44 mmol/L，但比细胞外液的离子浓度稍高。在人肺移植的模型中，44 mmol/L 钾离子有助于保持血管的韧性，抵抗冷缺血损伤。此外，ETK 液中的独特成分海藻糖和葡萄糖酸盐可以帮助稳定细胞膜,预防冷缺血损伤。在对胶原酶的抑制上,ETK 液的抑制程度明显低于 UW 液,当联合使用双层器官保存法(two layer method,TLM)(图 4—1)时,胰岛获得率明显提高。还有一些研究中心选择在 ETK 液中加入人尿胰蛋白酶抑制剂(ulinastatin,10000 U/L,Mochida Pharmaceutical Co Ltd,Tokyo,Japan)用来抑制胰腺中胰蛋白酶对导管上皮细胞的自身消化。

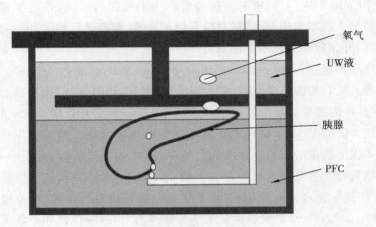

氧气
UW液
胰腺
PFC

图 4-1　双层器官保存法

(3)低温储存/纯化储存液(cold storage/purification storage solution,CSPS;Mediatech,Inc,Manassas,Va)用于纯化后胰岛的低温保存。CSPS 液中的钠、钾离子组成与细胞外液相似,组氨酸成分具有很强的酸碱缓冲能力。据报道,这种以组氨酸-乳糖醛酸盐为基础的保存液可以确保胰岛在 48 h 内保持良好的细胞活性。

(4)HTK 液(histidine-tryptophan-ketoglutarate solution,HTK,Essential Pharma)是一种低钠离子浓度、稍高钾离子浓度,以组氨酸为缓冲剂的等渗性液体。20 世纪 70 年代初由德国 Brestchneider 等研制而成。最早作为心脏停搏液用于心脏移植,目前临床上可保存心脏 4~8 h。HTK 液可在较大的温度范围内(5~35 ℃)阻止细胞酸中毒,尤其是对热缺血时产生的酸中毒有较好的预防及中和效果。近年来,HTK 液在临床上用于肾脏和肝脏等脏器的保存。在胰腺保存效果方面,HTK 液与 UW 液效果相当,而且在分离后胰岛获得率、纯度也没有明显优势,但 HTK 液在价格上更有优势,所以近年来 HTK 液在美国更多地被用来保存胰腺。

以上是目前国际上主要采用的几种胰腺导管灌注液。通过对比我们了解到,决定灌注液优劣的主要因素有两点:①是否可以帮助减少胰腺导管细胞的冷缺血损伤;②是否可以尽可能减少对消化酶的负面影响。通过大规模实验统计,我们发现 ETK 液和 CSPS 液优势更加明显,而如果将 ETK 液和 CSPS 液进行对比,采用 CSPS 液灌注胰腺后,分离得到的胰岛活性更佳。目前国际胰腺/胰岛移植相关组织并没有对胰腺灌注操作和灌注成分提出标准化要求,我们推荐在胰腺摘取之前进行胰腺导管灌注,灌注液可以根据价格和试剂获取的便利程度选择 ETK 液、CSPS 液或 HTK 液。以下是上面列举的四种胰腺灌注液的成分说明(表 4-3,表 4-4,表 4-5 和表 4-6)。

表 4-3 UW 液配方

成　分	浓　度
乳酸钾	100 mmol/L
KH_2PO_4	25 mmol/L
$MgSO_4$	5 mmol/L
棉子糖	30 mmol/L
腺苷	5 mmol/L
谷胱甘肽	3 mmol/L
异戊醇	1 mmol/L
羟乙基淀粉	50 g/L

注:UW 液在定容前,加入 NaOH 调整 pH 值至 7.4,然后定容。该溶液的最终渗透压为 320 mOsm/L,Na^+ 终浓度为 25 mmol/L,K^+ 终浓度为 125 mmol/L。

表 4-4 ETK 液配方

成　分	浓　度
KH_2PO_4	6.5 mmol/L
K_2HPO_4	18.5 mmol/L
葡萄糖酸钠	100.0 mmol/L
羟乙基淀粉(%)	3.0 mmol/L
海藻糖(%)	4.1 mmol/L

注:ETK 液在定容前,加入 NaOH 调整 pH 值至 7.4,然后定容。该溶液的最终渗透压为 366 mOsm/L。

表 4-5 CSPS 液配方

成　分	浓　度
乳酸钠	90 mmol/L
组氨酸	90 mmol/L
KH_2PO_4	20 mmol/L
棉子糖	25 mmol/L
$MgSO_4$	5 mmol/L
谷胱甘肽	3 mmol/L
异戊醇	1 mmol/L

注:CSPS 液在定容前,加入 NaOH 调整 pH 值至 7.4,然后定容。该溶液的最终渗透压为 320 mOsm/L。

表 4-6　HTK 液配方

成　分	浓　度
NaCl	0.87 g/L
KCl	0.67 g/L
酮戊二酸二氢钾	0.18 g/L
$MgCl_2 \cdot 6H_2O$	0.81 g/L
水合盐酸组氨酸	3.77 g/L
组氨酸	27.92 g/L
色氨酸	0.41 g/L
甘露糖	5.47 g/L
$CaCl_2 \cdot 2H_2O$	2.2 mg/L

　　因为从胰腺离体到开始进行胰腺消化这段时间里胰腺器官仍然处于冷缺血状态,所以选择合适的器官保存液,妥善保存离体胰腺,也是胰岛分离实验中不可或缺的一环。目前,使用 UW 液来保存胰腺依然是金标准。但是,不可否认的是,UW 液存在多种弊端。①UW液的化学性质不是特别稳定,在长达几个小时的器官运输过程中极可能对胰腺造成不可逆的损伤。②UW 液在使用之前必须冷藏保存且保存期很短,价格昂贵。这些不可忽视的缺点促使人们对器官保存液的成分进行改进和优化。

　　20 世纪 80 年代,日本 Kobe 大学研制出 TLM,即在 UW 液的基础上添加氧化的全氟化碳(perfluorocarbon,PFC)。90 年代 TLM 在犬类胰腺器官保存的实验中得到有效验证,于21 世纪初开始应用于保存人的胰腺器官,同样得到了良好的反应。TLM 是由明显分为两层的 UW 液和 PFC 组成,由于 PFC 是亲脂性的,并且具有较高的密度(大约 2 g/mL),所以在 UW 液下层。离体胰腺器官可以悬浮在 TLM 中,胰腺细胞从 PFC 层吸收氧气,而从UW 液中吸收其他的营养成分。这种设计的优点在于,细胞从 PFC 层获得氧气来合成ATP,供钠钾泵的运转,维持细胞的代谢水平,因此可以保证最大程度地保护胰腺细胞和导管内皮细胞的活性。由于 ETK 液的出现和其表现的优异性能,日本多所器官移植研究中心开始将 PFC 与 ETK 液联合使用,作为新的胰腺器官保存液。与此同时,为了加强器官保存液的效果,他们将人尿胰蛋白酶抑制剂(ulinastatin)加入器官保存液配方中,用于抑制胰蛋白酶的活性。这种改进的器官保存液被称为 M-Kyoto/PFC,它的效果在大鼠和猪胰腺保存中均得到了很好的反馈,尤其在胰腺的长时间保存(长达 24 h)后仍然能获得大量活性良好并可以用于移植的胰岛。目前,这种器官保存液也逐渐被许多胰岛移植机构所接受,未来有望取代传统的器官保存液。

　　下面我们将对目前使用最广泛的三种人胰岛分离方案进行简单对比,如表 4-7 所示:

表 4-7　三种人胰岛分离方案比较

	标 准 方 案	Kyoto 方案	Baylor 方案
供体	脑死亡供体	心脏停搏供体	脑死亡供体
原位冷却	无	有	无

续表

	标准方案	Kyoto 方案	Baylor 方案
胰腺摘取团队	多器官团队	肾脏和胰岛团队	胰岛团队
胰腺导管灌流	无	人尿胰蛋白酶抑制剂＋ETK 液	ETK 液或其他保存液
胰腺保存	TLM/UW 液	TLM	TLM
胰腺消化	Ricordi 法	Ricordi 法	Ricordi 法
胰岛纯化	密度梯度	改进的密度梯度	改进的密度梯度

胰腺摘取、保存和运输实施范例

试剂：

人尿胰蛋白酶抑制剂（10000 U/L,Mochida Pharmaceutical Co Ltd,Tokyo,Japan）

ETK 液（Otsuka Pharmaceutical Factory Inc,Naruto,Japan）

CSCP 液（Mediatech,Inc,Manassas,Va）

PFC（Chemicals Ltd.,Preston,Lancashire,UK）

UW 液（ViaSpan,DuPont Pharma,Wilmington,DE）

HTK 液（histidine-tryptophan-ketoglutarate solution,HTK,Essential Pharma）

设备：

层流手术间

原位冷却系统

线型切割器（Johnson & Johnson KK,Suture Division,Tokyo,Japan）

手术剪

运输冰槽

手术方案：

（1）器官摘取团队（由 3 位经验丰富的外科医生组成）：更换无菌手术衣,进入层流手术间,安装原位冷却系统,准备进行器官摘取。

（2）胰腺原位冷却：脑死亡供体不需进行原位冷却,心脏停搏供体可选择进行胰腺原位冷却。在供体心脏停搏之前,一名操作者按照原位冷却的标准流程进行器官原位冷却。一名操作者记录灌流开始的时间,同时密切关注胰腺的充盈状态和动静脉压力的变化,避免动静脉压力大幅度波动。待股静脉中流出的液体由血液变成灌流液后停止灌流。

（3）胰腺摘取：切开腹壁,进腹腔后,将小肠推向上方,如果肝脏、胰腺联合切取,距胰腺下缘 10 cm 处游离缘小肠系膜根部,插入 16 或 18 号 foley 导管,结扎固定,灌注 HTK 液 2000～3000 mL。经肠系膜上静脉,灌注 1～4 ℃ UW 或 HTK 液 1000～2000 mL。切开降结肠后方腹膜和肾脂肪囊后,游离左侧肾脏及左输尿管,在髂血管平面处切断,然后切开升结肠后方腹膜,游离右肾和右输尿管。游离完毕后,双肾仍放回原位。

（4）游离胰腺及十二指肠：切断脾胃韧带、胃结肠韧带，以脾为蒂提起胰尾，游离胰上缘至门静脉，避免损伤门静脉，再游离胰下缘至左肾上极。用棉索线结扎、离断十二指肠起始部。在肠系膜上静脉灌注管平面以下横断小肠系膜及肠系膜动、静脉，近Treitz韧带处用棉索线结扎、切断空肠，肠道远近两断端用碘伏消毒。最后分别于腹腔动脉插管水平面以下和膈肌胸腔侧横断主动脉、下腔静脉，整块切取肝脏、胰连同十二指肠、脾、双肾，放入盛有冷保存液和冰块的大盆中。注意事项：①尽量缩短热缺血时间；②肝脏和胰腺联合切取时，不可经门静脉插管。而且，经肠系膜上静脉插管处不能太靠近胰腺下缘，以免损伤胰内的门静脉属支；③游离供者器官时操作准确迅速，要轻柔，避免误伤、挤压、牵拉胰腺和肾脏，造成器官损伤或血管撕裂伤；输尿管需保留足够长度；④术中宜尽量保留供肾及输尿管周围脂肪组织，避免在肾门区过分游离解剖；⑤供者胰腺应充分灌洗，但也要避免过度灌洗。

（5）胰腺保存和运输：胰腺导管灌流后立即将器官放入准备好的器官保存液中。选择合适的器官保存液。密封器官保存罐，贴上标签，详细记录供体相关信息。将器官保存罐放入冰槽中，尽快转移至胰岛分离实验室。

三、胰腺组织的消化

胰腺组织的消化是胰岛获取过程中最为关键的一步，直接决定胰岛的获得率和活性。酶的消化使外分泌组织解离，胰岛则从外分泌组织中游离出来。胶原是连接外分泌组织和胰岛的主要结构蛋白，但由于其结构的特殊性和强度，胶原不能轻易被普通蛋白酶消化，需选择特异的胶原酶才可以消化降解胰腺组织胶原。选择合适的胶原酶不仅可以提高消化的效率，同时兼顾胰岛细胞的质量。免疫组织化学结果显示，Ⅳ型胶原存在于导管和胰腺腺泡基底膜，Ⅰ、Ⅲ、Ⅳ、Ⅴ和Ⅵ型胶原参与连接人胰岛与外分泌组织。所以，只有同时使这五种胶原降解，才能释放内分泌的胰岛，故胰腺组织消化酶的选择经历了漫长的探索和发展的过程。

在1990年以前，商品化的胰腺消化酶是从Clostridium Histolyticum（纤毛梭菌）的发酵产物中提取的，这种胶原酶中含有Ⅰ型胶原酶（CⅠ）和Ⅱ型胶原酶（CⅡ），还有一些杂质成分如淀粉酶、果胶酶、纤维素酶、酰胺酶、几丁质酶、透明质酸酶和磷酸酯酶等。粗制胶原酶虽然可以用来分离人胰岛，但是同时存在诸多问题。由于胶原酶的成分没有经过准确分析，所以每一批次的胶原酶的成分都有差异，活性也不尽相同和稳定，极大影响了胰岛分离的成功率。

（1）Roche liberase HI（Roche，Indianapolis，IN，USA）：这是一种混合型胶原酶，于1995年由罗氏公司开发，并迅速取代粗制胶原酶成为人胰岛分离的主流产品，因此结束了粗制胶原酶的时代。与粗制胶原酶不同的是，Liberase HI在粗制胶原酶的基础上经过提纯获得Ⅰ型和Ⅱ型胶原酶，并在配方中添加了来自热蛋白溶杆菌（bacillus thermoproteolyticus）的嗜热菌蛋白（thermolysin），它可以快速水解如亮氨酸、异亮氨酸和甲硫氨酸等疏水性强的氨基酸。经过对胶原酶成分的精确分析，我们现在知道，在Ⅰ型和Ⅱ型胶原酶中存在多种同工异构体，用希腊字母表示为α、β、γ、δ、ζ。Ⅱ型胶原酶对胰腺外分泌腺的消化效力最强，而Ⅰ型胶原酶可以加快消化的速度,缩短组织消化时间。胶原酶的提纯在一定程度上减少但并非消除了批次之间酶活性的差异,提高了胰腺的消化效率,因而胰岛获得率得以提升。然而,2007年4月,有报道称 Liberase HI 的制作工艺中用到了来源于牛脑的粗提取物,这使得公众对于 Liberase HI 在临床上的应用是否会传播疯牛病这一问题产生强烈恐慌,随后Liberase HI 被美国 FDA(Food and Drug Administration)强制禁用。

(2)SERVA Collagenase NB1(SERVA Electrophoresis GmbH,Heidelberg,Germany):胶原酶 NB1 作为 Liberase HI 的替代物出现,属于 GMP(good manufacturing practice)级别,已被批准用于临床胰岛移植。其中添加的中性蛋白酶(neutral protease,NP)是由枯草芽孢杆菌经发酵提取而得的,属于一种内切酶,在一定温度和 pH 下可以将大分子蛋白质水解为小分子肽或氨基酸。与上两代消化酶不同的是,由于胶原酶提纯工艺和酶活性鉴定技术的成熟,胶原酶 NB1 实现了 CⅠ、CⅡ胶原酶与中性蛋白酶的精确配比,内毒素含量更低。此外,因为采用胶原酶与中性蛋白酶独立包装模式,所以最大程度地保证了批次之间酶活性的一致性。自 Collagenase NB1 投入使用以来,反应有好有坏。有报道称,Collagenase NB1对年轻胰腺供体的分离效果欠佳,而且产品中含有降解的Ⅰ型胶原酶,对胰岛分离有不利影响,实际使用时往往需要加大酶的用量。

(3)Roche Liberase MTF(Liberase,Mammalian Tissue Free,Roche Diagnostics,Roche Applied Science,Indianapolis,IN,USA)由 Roche 公司生产,有 C/T/S 三个系列,成分与Liberase HI 相似,但是属于 GMP 级别。Liberase MTF-C/T 已经被允许用于临床,据报道,Liberase MTF-C/T 分离胰岛的效果比 Collagenase NB1 和 Liberase HI 更胜一筹,且对分离后胰岛的活性和功能也有很好的保证。Liberase MTF-S 用于分离人胰岛的效果还存在争议,仍需改进。

(4)VitaCyte Collagenase HA(VitaCyte LLC,Indianapolis,IN):由 VitaCyte 公司于2008年生产的新型胶原酶,以60%Ⅰ型胶原酶与40%Ⅱ型胶原酶配比,辅以中性蛋白酶,属于非 GMP 类产品。与 Collagenase NB1 相比,分离人胰岛时 Collagenase HA 的用量更少,但却可以达到与 Collagenase NB1 相同的胰岛产量,同时胰岛的活性和结构完整性更佳。当Collagenase HA 与中性蛋白酶联合使用时,胰岛的产量可以实现最大化。目前,这一新型胶原酶还没有被广泛应用于临床,未来有望成为 Collagenase NB1 的强力竞争对手。

(5)SERVA Collagenase AF-1(SERVA animal-free collagenase,SERVA/Nordmark Arzneimittel GmbH & Co. KG,Uetersen,Germany):Collagenase AF-1 是 2016 年 SERVA公司开发的新产品,属于 GMP 级别的胶原酶产品。SERVA 公司采用新的制作工艺,引入植物配方制作生产胶原酶。与 Collagenase NB1 相同,AF-1 需与 SERVA NP(neutral protease)联合使用。经过多个研究中心验证后,Collagenase AF-1 已经被批准用于临床胰岛分离。

(6)VitaCyte Collagenase Gold plus BP Protease(VitaCyte,Indianapolis,USA)是目前最新一代的胶原酶,由 VitaCyte 公司生产,属于非 GMP 级别,尚未被批准用于临床。这种胶原酶是从生长在含猪明胶的培养基中的纤毛梭菌中提取而来,含有73%的Ⅰ型胶原酶(在目前市场中的所有胶原酶中是含量最高的)、27%的Ⅱ型胶原酶,以及少量蛋白酶。Collagenase Gold plus BP Protease 分离人胰岛的效果与其他类型胶原酶(Collagenase NB1、Liberase MTF-C/T)相当,价格上更具优势,特别适合用于人胰岛实验研究。

（7）Xiaflex（Collagenase Clostridium histolyticum，Auxilium Pharmaceuticals，Inc.，Chesterbrook，PA）：Xiaflex 是 2013 年被美国 FDA 批准用于治疗阴茎纤维性海绵体炎（即 Peyronie 病）和掌腱膜挛缩症（Dupuytren′s Contracture）的药物，含同等百分比的 Ⅰ 型和 Ⅱ 型胶原酶，无蛋白酶成分。Xiaflex 有望被 FDA 批准用于人胰岛移植，但目前尚无将 Xiaflex 用于人胰腺消化的相关报道。

实际上，我们可以看出，目前市场上推出的这些胶原酶都是在保证安全的前提下不断寻找 Ⅰ 型/Ⅱ 型胶原酶和蛋白酶配比之间的平衡，从而实现胰岛分离效果和活性的最优化。

胶原酶对胰腺组织的消化，使胰腺外分泌组织因胶原的降解而解离，胰岛细胞得以释放。为了尽可能多地分离可用于胰岛移植、纯度高且活性良好的胰岛，在进行胰腺消化时要满足几个要求：①对胰岛的机械损伤最小化；②连续充分而适度的消化，不破坏胰岛结构；③消化过程中确保尽可能少的人为干涉。

然而，全手动或半自动的消化方法均不能保证胰岛获得率、活性和纯度。1988 年，Ricordi 等在前人研究的基础上创建了胰岛全自动分离法，为人胰岛移植研究和临床治疗奠定了基础。此后，胰岛分离技术愈发成熟，但基本上都是由 Ricordi 的方法改进而来的。全自动分离法包含三个部分：胰腺灌注、胰岛分离和胰岛纯化。

从主胰管灌注胶原酶使胶原酶充盈于整个胰腺，是胰岛分离的第一步。人的胰腺是个实质性器官（彩图 6），组织结构中含有较多纤维和胶原成分，胶原酶逆行进入胰腺组织间隙，可与组织中的各类胶原充分接触，有利于酶活性的发挥。

胰岛分离是在胰岛分离系统中发生的。此分离系统主要由分离小室（分上下两层，由 280 μm 滤网隔开）、加热装置、振动装置、温度监控装置、冷却装置、循环筒、胰岛收集装置、胶原酶补充装置，以及连接管道和蠕动泵组成。

胰岛分离系统示意图如图 4-2 所示。

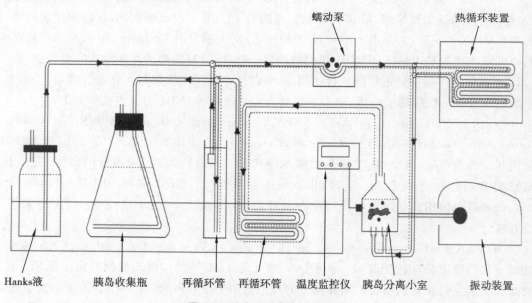

图 4-2 胰岛分离系统示意图

胰腺经胶原酶灌注后放入分离小室的下层，然后放入 7 颗 1 cm³ 的玻璃珠，加入胶原酶使其充满下室（300 mL），密封分离小室。开启加热装置（调至 37 ℃）、振动装置（调至 320

osc/min)和蠕动泵(调至 40 mL/min)。在胰岛悬液从小室上层匀速向循环装置和胰岛收集装置流动的同时,胶原酶补充液从酶补充装置经加热装置(1 ℃/min)进入小室下层,如此形成胰腺的连续消化模式。由于循环装置是开放式结构,因此可以充当胰岛的观察窗,操作者可在胰腺消化过程中定时监测胰岛的分离效果。整个胰岛分离时间为 30~60 min。当胰岛分离结束时,所有的胰岛都在胰岛收集装置中,分离小室中仅剩未被消化的胰腺血管等组织网状结构。胰岛全自动分离法确保了胰腺外分泌组织被充分消化,同时已经分离出来的胰岛也不会被胶原酶过度消化,最大程度地减少了人为干预,因此,胰岛分离过程可控、可靠。

胰腺消化实施范例

试剂:

碘伏,头孢菌素类抗生素,两性霉素,人血清白蛋白,Hanks 液,DTZ(dithizone,二硫腙), DMSO (dimethyl sulfoxide,二甲基亚砜),Collagenase NB1 (SERVA Electrophoresis GmbH,Heidelberg,Germany),中性蛋白酶(SERVA Electrophoresis GmbH,Heidelberg,Germany),CRML 1066 培养基,UW 液。

设备和耗材:

Ricordi 自动胰岛分离装置,冷冻离心机,倒置显微镜,胰腺插管,加压灌流装置,层流手术间,制冰机,电子天平,CO_2 培养箱。

试剂配制:

(1)胰岛洗涤液:在 5 L Hanks 液中加入 100 mL 人血清白蛋白配成含 2% 人血清白蛋白的 Hanks 液。

(2)Collagenase 工作液:用电子天平称取 Collagenase NB1 粉末和中性蛋白酶粉末,加入配好的含 2% 人血清白蛋白的 Hanks 液中,使胶原酶的终浓度为 2 g/mL。

(3)DTZ 工作液:以 DMSO 溶解,现用现配,先配制为 10 mg/mL 的储存液,再用 Hanks 液以 1:50 稀释即为工作液(工作浓度:0.2 mg/mL),经 0.22 μm 滤膜除菌,避光,置室温备用。

(4)胰岛完全培养基:400 mL CRML 1066 培养基中加入 100 mL 人血清白蛋白、10 mL 头孢菌素配成含 20% 人血清白蛋白、1% 头孢菌素的完全培养基。

胰腺消化前处理:

准备三个无菌弯盘,分别盛装 100 mL 碘伏、两性霉素和 Hanks 液。打开无菌器械包,从器官保温运输箱的无菌袋中取胰腺依次放入三个弯盘中,各涮洗 1 min。注射器抽取 50 mL 无菌袋中的器官保存液送细菌学检查。清理附着在胰腺上的脂肪组织和结缔组织等。肉眼观察胰腺是否有出血、结节、纤维化和解剖学异常等情况。

胰腺管灌注消化液:用电子天平称量胰腺质量,注射器抽取体积约为 2 倍胰腺体积的消化液,并连接到自动加压灌注装置上。从胰腺头部定位胰腺管,导管插入胰腺管直达胰腺尾部,固定结扎导管与胰腺管。打开蠕动泵,逐渐升压至 80 mmHg 保持 4~5 min,使胰腺膨胀。进一步升压至 180 mmHg 保持 5~6 min,使胰腺充分膨胀,保持灌注温度为 4 ℃。

胰腺消化：

组装 Ricordi 分离装置，将膨胀后的胰腺剪成大小一致的 10～12 块，放入 Ricordi 小室下层。盖上盖子，启动装置。待胰腺消化完全，1000 r/min，离心胰岛 5 min。离心完毕，弃上清液，100 mL 胰岛洗涤液洗涤胰岛 2 次。弃上清液，加 100 mL 冷 Hanks 液重悬胰岛，30 min 内开始胰岛纯化。

胰岛得率、纯度鉴定：取 100 μL 胰岛重悬液，分成 5 份，分别与 5 mL DTZ 工作液充分混合，5～10 min 后在倒置显微镜下观察计数胰岛，计算胰岛得率和纯化前纯度。30 min 内开始胰岛纯化。

四、胰岛纯化

完整胰岛的密度大约为 1.070 g/cm³，外分泌组织的密度约为 1.10 g/cm³，而且受胰腺保存液和消化方法的影响，胰岛和外分泌组织的密度会发生小范围波动。胰岛细胞纯化是通过密度梯度离心实现的。选择具有特定密度的液体，将其与消化后的胰岛混悬液混合，通过离心的方法可以将胰岛与外分泌组织完全分离开来。目前有多种胰岛纯化的方法可供选择。

1. 以 Ficoll 为基础的纯化方法

1967 年 Lacy 报道用蔗糖形成的不连续密度梯度可用于胰岛纯化，但过高的渗透压对胰岛细胞的胞膜造成了很大损伤。随后，Ficoll 作为蔗糖的替代物，被用来纯化胰岛。Ficoll 是一种中性大分子亲水多糖，易溶于水溶液，其半径范围为 2～7 nm，由多糖与环氧氯丙烷反应制成。在被用于纯化胰岛纯化之前，Ficoll 主要用于纯化外周血和骨髓中的免疫细胞。

在 Ricordi 建立的胰岛分离纯化技术中，两种特定密度的 Ficoll 液（1.058 g/cm³ 和 1.074 g/cm³）被用来实现胰岛的纯化。高密度 Ficoll 液位于离心管底部，低密度 Ficoll 液与胰岛混悬液依次加到离心管中形成明显分界的三层。经离心后弃掉上层细胞碎片和管底部外分泌组织等杂质后，即得到纯化后的胰岛细胞团。与 Ficoll 类似的另一种纯化液 Biocoll 是分子量约为 400000 Da 的葡聚糖，密度为 1.10 g/cm³，使用时用胺三酸或氢氧化钠调至需要的密度和 pH 值。

直至今天，用 Ficoll 密度梯度离心液纯化胰岛仍然是人胰岛纯化的标准操作。与蔗糖相比，虽然 Ficoll 液的渗透压更接近等渗，但液体的高黏度降低了胰岛的回收率。为了减少离心液渗透压对细胞膜的损伤，提高胰岛回收率，世界上很多胰岛研究中心在 Ficoll 纯化的基础上尝试对纯化方法和纯化液配方做出改进，并取得可行的结果。Ficoll-Paque Plus 是将葡聚糖与泛影酸钠结合的离心液，与 Ficoll 相比，Ficoll-Paque Plus 等渗，无内毒素，黏度低，离心后可以得到高纯度胰岛，因此具有相当的优势。此外，将 Ficoll 液与器官保存液如 UW 液（密度为 1.047 g/cm³）混合用来纯化胰岛，不仅提高了胰岛回收率，同时在一定程度上中和了离心液对胰岛造成的损伤。

2. 以其他离心液为基础的胰岛纯化

（1）以牛血清白蛋白（bovine serum albumin，BSA）为基础的胰岛纯化：采用 BSA 纯化胰岛的做法始于 20 世纪 60 年代,它对胰岛的纯化效果比 Ficoll 好,但由于纯化液中含有异源型蛋白,故未被用于胰岛移植用途的纯化。

(2)以 Percoll 为基础的胰岛纯化:Percoll 是生物化学中更有效的密度分离的工具。它用于通过密度离心分离细胞、细胞器和/或病毒。Percoll 由直径 30 nm(在水中为 23%)的胶状硅粒子组成,这些粒子被聚乙烯基吡咯烷酮(PVP)包覆。因为与替代品相比它的黏度低,渗透性低,而且对细胞及其成分没有毒性,所以非常适合密度梯度实验。Percoll 曾经也被用于人胰岛纯化,后来出于对 Percoll 中的 PVP 成分和内毒素可能对人体健康造成隐患的考虑,美国 FDA 于 1996 年发表声明限制 Percoll 仅能用于科研。

(3)以碘克沙醇联合器官保存液为基础的胰岛纯化:碘克沙醇是一种放射显影剂,商品名是 Visipaque,作为密度梯度分离液时,商品名为 OptiPrep。碘克沙醇分离液是新型无内毒素的等渗密度梯度离心液,密度为 1.320 g/cm^3,渗透压与血液相同(290 mOsm/kg),在亚洲地区被广泛用于胰岛纯化。当与器官保存液如 ETK 液联合使用时,可提高胰岛恢复率,减少纯化过程对胰岛的损伤,纯化后胰岛细胞分泌的促炎症因子和趋化因子(如 IL-1、TNF-α、IFN-γ、MCP、IL-6 等)显著减少,有望成为 Ficoll 分离液纯化胰岛的替代方案。

3. 胰岛自动纯化

COBE-2991 细胞分离机是为实现胰岛的大规模纯化被引入的。1989 年,Ricordi 首次将此细胞分离机用来纯化胰岛(彩图 7),大大提高了胰岛获取的效率,同时降低了成本。

对 COBE-2991 细胞分离机改进的主要目的是为了保证整个纯化过程在低温环境中进行。这样做的好处如下:首先,低温降低了胰岛细胞的代谢水平,减少缺氧造成的细胞损伤及细胞与分离液中毒性物质的接触。其次,低温可以确保一些对温度变化敏感的梯度离心液的密度不会发生大的波动,因此一定程度上保证了梯度离心程序的稳定性。第一种实现低温胰岛自动纯化的方法是在 COBE-2991 细胞分离机的基础上插入冷却系统如水浴降温、空气降温、电控液氮降温系统等。第二种方法是保证在无菌低温环境(通常将环境温度控制在 1～4 ℃)中进行胰岛纯化。这种方法被美国大多数胰岛移植中心采纳。近年来随着胰岛移植技术在欧美地区的逐渐成熟和临床应用的发展,COBE-2991 细胞分离机在胰岛细胞分离、纯化技术设计方面也有专门的设计和配置,包括相关条件的优化(离心条件、细胞分离纯化、温度调节控制)以及专用的分离密度梯度系统和管理吸附收集系统。利用新的配置使 COBE-2991 细胞分离机能够特异性地对胰岛细胞进行分离纯化。国外应用该机开展胰岛移植已达 5 年,并取得了极为满意的临床疗效。目前,全球开展胰岛移植技术主要的 20 多家医院均使用 COBE-2991 细胞分离机作为关键设备,其中北美约占 2/3,欧洲、大洋洲约占 1/3。临床胰岛移植是否成功,其关键在于胰岛分离的纯度、活力、获得率这三项指标是否达到指定标准,并与其成正比关系。国际上,一般临床应用指标标准为分离纯度达 50% 以上,活力 75% 以上,供受体比率为 2：1。应用 COBE-2991 细胞分离机及其新型配置和改进装配可使胰岛细胞分离的纯度达 85% 以上,比通常标准提高 60%;胰岛细胞活力达 90% 以上,比通常标准提高 30%,供受体比率降至 1：1,从而可大大提高胰岛细胞临床移植的成功率和远期疗效。

胰岛纯化实施范例

试剂：

碘克沙醇（Sigma-Aldrich，St. Louis），MOETK 液（Otsuka Pharmaceutical Factory Inc，Naruto，Japan），DTZ。

设备：

COBE-2991 细胞分离机（Gambro Laboratories Denver CO），4 ℃ 无菌胰岛纯化室，倒置显微镜。

胰岛纯化：

消化后组织密度测定：分别取 200 μL 胰岛 UW 混悬液，加入 6 个含密度已知液体的检测管（1.085 g/cm³、1.090 g/cm³、1.095 g/cm³、1.100 g/cm³、1.105 g/cm³ 和 1.110 g/cm³）中，1000 r/min 离心，5 min，观察有最多悬浮组织的检测管密度可认定为纯化前的胰岛密度。

（1）密度梯度离心液配制：按照表 4-8 配制需要的离心液。

表 4-8　密度梯度离心液配制表

高密度 ETK/mL	高密度碘克沙醇/mL	总体积/mL	终密度/(g/cm³)
130	0.0	130.0	1.085
130	2.8	132.8	1.090
130	5.8	135.8	1.095
130	8.9	138.9	1.100
130	12.1	142.1	1.105
130	15.5	145.5	1.110
500	75.5	575.5	1.075

（2）胰岛自动纯化：依次将高密度、低密度离心液装载到 COBE 袋中，加入胰岛混悬液。1000 r/min 离心，5 min，收集纯化后的胰岛。进行胰岛恢复率鉴定和纯度鉴定。

胰岛恢复率＝（纯化后总胰岛当量/纯化前胰岛当量）×100%

（3）胰岛培养：用胰岛完全培养基洗胰岛 2 次，离心重悬后置于 CO_2 培养箱培养 48 h。

五、胰岛质量鉴定

为了确保分离胰岛能应用于临床胰岛移植手术，分离胰岛必须经过多重严格的质量检测。但是由于供体的个体差异巨大，胰岛分离和纯化方法也不尽相同，要在短期内对胰岛质量鉴定提出规范化标准非常困难。尽管 CITR 已经对此提出了一些标准，但是并不够全面，因此只能作为一份宽泛的排除性指南。美国 FDA 将用于移植用途的胰岛列为生物制品，意味着胰岛在用于临床之前必须接受严格的质量监督检查。在 CITR 标准的基础之上，澳大利亚 Westmead 医院对移植胰岛质量提出的明确要求可供参考借鉴（表 4-9）。

表4-9 胰岛移植前监测表(澳大利亚 Westmead 医院)

指　　标	最低标准	结果	
移植所需胰岛当量(IEQ)			
A. 培养后的总 IEQ=	＞200000	A	接受/拒绝
B. 用于质控的 IEQ=		B	接受/拒绝
胰岛当量/受体体重(IEQ/kg)	＞4000		接受/拒绝
移植胰岛体积(mL)	＜10		接受/拒绝
胰岛纯度(%)	＞30%		接受/拒绝
胰岛活性(%)	＞70%		接受/拒绝
革兰染色	无微生物		阳性/阴性
内毒素检测			阳性/阴性
C. 总内毒素含量(EU/mL)	＜0.5	C	接受/拒绝
D. C/受者体重(EU/kg)	＜5.0	D	接受/拒绝

胰岛质量鉴定的内容包括胰岛总量鉴定、纯度鉴定、活性鉴定、功能鉴定(体外和体内)、ATP/ADP 检测、OCR(耗氧量)检测、毒性检测等。

1. 胰岛总量和纯度鉴定

胰岛细胞染色采用的染料是二硫腙(Dithizone,DTZ,2 mg/mL,Sigma Chemical Co.),这是一种蓝黑色的结晶性粉末,易与铅、钴、铜、汞、锌和银等离子形成不溶的配合物,并显示出特定的颜色。胰岛 β 细胞中含有相当量的锌离子,因此可以被二硫腙染成猩红色而外分泌组织不被染色呈黄色。分别计数猩红色的胰岛细胞团和黄色外分泌细胞团的数量,可计算得出分离胰岛的总量和纯度。胰岛总量通常以 IEQ 为单位计算。不同直径胰岛可根据胰岛当量换算系数进行换算。如表4-10 所示。

表4-10 胰岛直径与胰岛当量换算系数表

胰岛直径/μm	平均体积/μm³	胰岛当量(IEQ)=胰岛数量(n)×胰岛系数
50～100	294525	$n/6.0$
100～150	1145373	$n/1.50$
150～200	2977968	$n×1.7$
200～250	6185010	$n×3.5$
250～300	11159198	$n×6.3$
300～350	18293231	$n×10.4$
350～400	27979808	$n×15.8$
总 IEQ	以上总和	

注:胰岛的纯度=(DTZ 染色细胞团数量/未染色细胞团数量)×100%。

2. 胰岛活性鉴定

FDA/PI 法和 AO/PI 法是两种最常用来检测细胞活性的方法。荧光素二乙酸酯(FDA)本身没有荧光,进入活细胞原生质体后才会发出荧光,并且在 490 nm 波长激发光下可见。死细胞或将死的细胞只有极微弱的荧光或没有荧光。吖啶橙(acridine orange,AO)能透过胞膜完整的细胞,嵌入细胞核 DNA,使之发出明亮的绿色荧光。碘化丙啶(propidium iodide,PI)只能透过死细胞膜并嵌入 DNA 发出红的荧光。CITR 认定用于人体移植的胰岛细胞活性不可低于70%。

3.胰岛功能鉴定

胰岛功能鉴定指的是对胰岛的胰岛素分泌能力的评价。

胰岛的体外功能评价通过检测葡萄糖刺激胰岛素分泌(glucose-stimulated insulin secretion,GSIS)实现。检测胰岛在高/低浓度葡萄糖中的胰岛素分泌水平,计算出刺激指数(stimulation index,SI),根据刺激指数评价胰岛功能。计算方法:

$$SI = \frac{20\ mmol/L\ 葡萄糖刺激下的胰岛素浓度}{3\ mmol/L\ 葡萄糖刺激下的胰岛素浓度}$$

一般情况下,功能良好的胰岛胰岛素刺激指数 > 5,但是胰岛在分离纯化过程中被激活可丢失细胞中的胰岛素,使胰岛素刺激指数降低。无论如何,胰岛素刺激指数都不能 < 1。

胰岛的体内功能评价是通过将分离胰岛移植到免疫功能缺陷的糖尿病小鼠的肾包膜下,观察小鼠的血糖变化,监测移植后小鼠血糖控制情况。

正常情况下,小鼠血糖应该在1~3天内达到正常水平,如在 7 天内仍不能降至正常水平,则表明移植胰岛存在明显的功能损伤。后期观察移植胰岛的存活时间,如经胰岛移植后的小鼠血糖浓度连续 3 天大于 15 mmol/L,则表明移植胰岛的功能丧失。

4. ATP/ADP 检测

细胞内的 ATP/ADP 水平是反映胰岛活性和功能的一项间接指标,目前还没有被列入临床胰岛移植检测标准中。

5. 耗氧量(oxygen consumption rate,OCR)检测

胰岛耗氧量多少可间接反映细胞的活力和功能状态。通过细胞能量代谢监测机(seahorse bioscience)可以实现对胰岛活力和糖代谢功能的监测。

6.胰岛培养液上清液内毒素检测

胰岛移植前的胰岛内毒素检测是胰岛移植安全性的重要体现。利用商品化的内毒素 ELISA 检测试剂盒可以实现对胰岛培养液上清液的毒性检测。

纯化后胰岛的质量鉴定实施范例

1.胰岛活性鉴定

(1)试剂:FDA/PI 染色试剂盒,AO/PI 染色试剂盒,PBS 缓冲液。

(2)设备:倒置荧光显微镜。

(3)胰岛染色:取 200 μL 胰岛悬液,按照染色试剂盒说明染色胰岛,PBS 缓冲液洗胰岛 3 次,倒置荧光显微镜下观察、计数绿色荧光和红色荧光的胰岛数量。计算胰岛活性。

2.胰岛功能鉴定

(1)试剂:D-葡萄糖,胰岛素 ELISA 检测试剂盒,链脲佐菌素(streptozotocin,STZ),柠檬酸-柠檬酸钠缓冲液。

(2)设备：多功能酶标仪。

(3)动物模型：免疫缺陷小鼠模型（8～10周龄）。

(4)胰岛功能体外评价：镜下挑拣120个培养过夜的胰岛，用含3 mmol/L D-葡萄糖的培养基37 ℃孵育平衡1 h，依次加入等量的3 mmol/L葡萄糖和含20 mmol/L葡萄糖的培养基37 ℃各孵育1 h，分别收集上清液保存，用于胰岛素测定。胰岛经离心后收集，用于胰岛素测定。测定胰岛素水平后计算出刺激指数。

(5)胰岛功能体内评价：建立糖尿病小鼠模型，以pH 4.5的0.1 mol/L柠檬酸-柠檬酸钠缓冲液配制12 mg/mL STZ溶液，0.22 μm滤器过滤后置冰上备用。裸鼠10只称重，测定血糖并记录。70％酒精常规消毒腹部皮肤，以1 mL注射器按照220 mg/kg（体重）的剂量抽取适量的STZ溶液，一次性腹腔注射造模。造模后72 h后开始测定血糖，将血糖＞20 mmol/L并稳定3天以上的动物定义为造模成功。

胰岛移植治疗糖尿病裸鼠：按小鼠肾包膜下胰岛移植实验方案将胰岛移植到糖尿病裸鼠的肾包膜下。定期尾部取血检测血糖，观察胰岛移植术后动物的一般状况和血糖变化。对照组在胰岛移植术后血糖正常后20天进行手术，切除移植了胰岛的左肾，继续鼠尾取血测定、观察血糖情况并记录。

3. 胰岛培养液上清液内毒素检测

(1)试剂：内毒素ELISA检测试剂盒。

(2)设备：多功能酶标仪。

(3)胰岛培养液上清液内毒素检测：留取胰岛培养液上清液，按照内毒素ELISA检测试剂盒说明定量上清液中的内毒素水平。评估胰岛内毒素总量是否符合胰岛移植的安全标准。

六、临床胰岛移植

我国胰岛移植发展较落后，最近才获得国家卫健委肯定，于2017年分别颁布了《同种胰岛移植技术管理规范（2017年版）》（附件B）和《同种胰岛移植技术临床应用质量控制指标（2017年版）》（附件C），作为临床治疗脆性糖尿病（brittle diabetes）的正式治疗方法。脆性糖尿病是指那些病情极不稳定、血糖波动极大且难以控制的糖尿病。主要见于1型糖尿病和一些胰岛功能近乎衰竭的2型糖尿病患者。由于患者对外源性胰岛素完全依赖，但外源性胰岛素与生理性胰岛素分泌在药代学和调控上有很大差异，体内又缺乏辅助调节机制，所以才会出现血糖大幅度波动的现象。脆性糖尿病的诊断目前尚无统一标准。《实用内分泌学》第2版中提出了比较严格的标准：在连续数月保持进食量、运动量及胰岛素用量恒定的情况下，注射方式不变，仍出现以下情况：①每日空腹血糖波动5.55 mmol/L以上；②每日尿糖排出3.0 g以上；③不能预期的低血糖发作；④频繁出现尿酮体阳性；⑤一日内血糖变动幅度达11.1 mmol/L以上，无明确诱因（须除外somogyi效应及黎明现象）。

（一）胰岛移植前的准备

1. 移植前胰岛的培养

CMRL1066（Connaught Medical Research Laboratory 1066），主要用于成纤维细胞和肾

上皮细胞的培养,现在是人胰岛移植中应用最广的基础培养基。其他类型的基础培养基如 Ham's F10 和 M199 也可以用于临床移植胰岛的培养。

培养基中血清的添加可以为胰岛提供多种丰富的营养,对胰岛细胞的存活至关重要。虽然常用的胎牛血清也可以为体外培养的胰岛提供代谢所需的营养,但血清中可能存在的病毒和病毒蛋白会导致一些病毒和朊病毒相关疾病的传播。因此,对于移植用的胰岛培养基,人血清白蛋白是最佳的选择,也是目前临床胰岛移植的标准。

一般情况下,37 ℃温箱培养是细胞培养的标准做法。然而,在 37 ℃温箱中培养的胰岛代谢旺盛,往往会导致胰岛核心细胞因缺氧而坏死,反之,低温(22 ℃)环境下培养的胰岛更好地保留了胰岛的结构和活性。基于此,现在很多胰岛移植中心均采用在胰岛移植前低温(22~24 ℃)培养胰岛移植物的方案。

胰岛可以在分离、纯化后直接移植给患者,但有些报道称这种未经培养的胰岛移植的手术效果明显不如培养后的胰岛移植,可能是因为培养后的胰岛状态更佳,而且胰岛的免疫原性也更低。据统计,在胰岛移植之前的胰岛培养的平均时间为 20 h,长达 72 h 的体外培养也能获得良好的移植效果。但是,更长时间的培养会导致胰岛 β 细胞量的严重损失。

2. 胰岛质量评估

移植前的胰岛质量评估及其标准如下:

①胰岛当量(IEQ):超过 5000 IEQ/kg。

②胰岛活性检测:高于 70%。

③胰岛纯度:高于 30%。

④SI:高于 1。

⑤ 细菌、真菌镜检阴性。

⑥ 内毒素:低于 5 U/kg。

3. 胰岛包被

目前临床胰岛移植手术中的胰岛移植物是未经包被的。现有两种体外胰岛包被技术正处于临床试验中,可以实现胰岛所需营养物质和胰岛素等小分子自由跨膜的同时减少受者体内免疫系统对移植胰岛的排斥反应,将来有望被纳入胰岛移植手术的标准操作中。

半通透胰岛包裹装置可将多个胰岛包裹进同一个微泡,并种植到血管外的组织,如皮肤。这一技术目前在美国处于临床一期试验中。

Beta-O₂(也可称作 B air alginate macrocapsule),其独特的供氧技术可以保证微泡包裹的多个胰岛获得充足的氧供。Beta-O₂ 技术在动物实验中已经取得很好的效果,在英国已经被应用于临床试验中。

(二)胰岛移植手术

1. 手术适应证——脆性糖尿病

患者筛选标准:病史超过 5 年;C 肽激发试验结果低于 0.3 ng/mL;强化胰岛素治疗;低血糖发作。

2. 手术禁忌证

(1)体重指数(BMI)>33。

(2)活动期感染或恶性肿瘤(皮肤鳞癌或基底细胞癌例外)。

(3)严重心脏疾病(任一下列情况者):6 个月内出现心肌梗死,冠脉血管造影证实有无法纠正的冠状动脉疾病,心功能实验表明心肌缺血(每年均应检查),左心室射血分数 < 30%。

(4)社会心理因素:酗酒或其他药物滥用史,吸烟,依从性差,心理障碍,精神分裂,两极人格或在现有治疗中出现不稳定或无法控制的抑郁,没有能力签写同意单,不愿意接受规范的药物治疗、定期体检及实验室检查者。

(5)肝脏功能异常:肝炎,门静脉高压,胆石症,肝血管瘤,其他肝脏病理学损伤。

(6)妊娠实验阳性或不接受使用避孕药物者。

(7)肾功能异常:肌酐清除率 < 60 mL/(min·1.73m²),肌酐 > 1.5 mg/dL,尿蛋白排泄率 > 300 mg/24 h。

(8)其他因素:难以控制的高血压、高血脂,未治疗的增生性视网膜病变,凝血障碍或需长时间抗凝治疗(低剂量阿司匹林除外),需要长期系统使用激素治疗。

3. 手术方式

主要取决于胰岛移植的部位。人体内有多个部位可供胰岛移植,例如肝、脾脏、肾包膜下、脑、睾丸、胸腺和腹腔等。临床上常用作胰岛种植的部位主要是肝、肠系膜静脉。

临床上胰岛移植的主要手术方式有:经皮经肝门静脉胰岛移植和经肠系膜静脉胰岛移植。

(1)经皮经肝门静脉胰岛移植:术前给予患者Ⅳ型抗生素(通常为头孢类或者喹诺酮类),并给予镇静药使患者在移植手术中保持清醒但又处于镇静状态。放射科介入医生在患者皮肤局部麻醉后,于腋中线、腋前线 9~10 肋间隙或剑突下经皮经肝插管,选择 22 G Chiba 针在超声或 CT 引导下穿刺。在确定 Chiba 针进入门静脉后,向其内注入造影剂,将细导丝通过 Chiba 针送入门静脉,然后再用 4-6 French 型套鞘替换 Chiba 针。注入造影剂以确定套鞘尖端已进入门静脉。测量门静脉压力,将 30 mL 造影剂以 5 mL/s 的速度向门静脉内注射并做出曲线图形。如果门静脉压力小于 20 mmHg,无其他异常,即可开始缓慢输注胰岛细胞,但在移植时应随时监测门静脉压力,避免出现门静脉压力过高。

(2)经肠系膜静脉胰岛移植:常用于自体胰岛移植,即良性胰腺疾病患者接受胰腺切除后可以在手术室内一起完成自体胰岛回输手术,再行关腹。移植时选取患者肠系膜静脉分支,置入留置针后将胰岛悬液输注到患者门静脉内,其中胰岛悬液中应加入 35~70 U/kg 的肝素,预防自体胰岛移植后门静脉内血栓形成。移植过程需要测量门静脉压力,防止因自体胰岛移植组织量过多而造成的门静脉压力过高。胰岛输注结束后,结扎该肠系膜静脉分支,仔细止血后关腹。

4. 胰岛移植用药方案

主要包括抗排斥反应用药、保护胰岛功能用药、预防感染用药、控制血糖和防治并发症用药等几个方面。

(1)抗排斥反应:胰岛移植患者需常规服用抗排斥反应和预防排斥反应药物。抗排斥反应用药方案包括免疫诱导治疗、免疫抑制维持用药和抗 IBMIR 用药。

①免疫诱导治疗:a. 兔抗人胸腺细胞免疫球蛋白,诱导方案是:1.5 mg/(kg·d),从移植前一天开始,连续 4 天用药。b. 舒莱(巴利昔单抗/CD25 单抗,拮抗白细胞介素-2(IL-2)的受体 α 链,抑制 T 细胞激活),诱导方案是:从移植当天开始,连续 5 天静脉用药,每次 20 mg。

②免疫抑制维持用药：雷帕霉素（sirolimus，大环内酯抗生素类免疫抑制剂，阻断 T 细胞活化的后期反应、抑制细胞从 G1 期进入 S 期，阻断白细胞介素-2 与其受体的结合），在胰岛移植前 1 天或移植当天开始使用（0.2 mg/kg，口服），之后每天口服 0.1～0.5 mg/kg。血药浓度在术后的前 3 个月控制在 10～15 ng/mL，之后控制在 8～12 ng/mL。FK506（tacrolimus，抑制神经钙蛋白，通过干预各种有关细胞因子基因转录核因子如胞质内的活化 T 细胞核因子亚单位来抑制 T 细胞的活化），移植当天开始使用，起始剂量为 1 mg，随后调节并维持其 12 h 血药浓度在 4～6 ng/mL。骁悉、米芙等抗代谢类免疫抑制药用于替代雷帕霉素或 FK506，500～1500 mg，一天两次（1～3 g/d）。

③防治移植后经血液介导的即刻炎性反应（IBMIR）：治疗 IBMIR 指的是胰岛移植入门静脉后，血小板迅速活化并结合到胰岛细胞表面，白细胞（特别是粒细胞）浸润胰岛细胞，活化凝血系统和补体系统，从而破坏胰岛细胞，可以造成 30%～50% 移植的胰岛早期损失。

IBMIR 主要的防治方法包括抗凝治疗和抗肿瘤坏死因子治疗。a. 抗凝治疗：胰岛移植时给予肝素（70 U/kg），移植后 24 h 内肝素剂量为（3 U/(kg·h)）；移植后 7 天内给予预防性抗凝治疗，如使用低分子肝素；移植后常规服用肠溶阿司匹林。b. 抗肿瘤坏死因子治疗：英夫利西（infliximab，人鼠嵌合 TNF-α 单抗）3 mg/kg，胰岛移植前 1 h 静脉给药，移植后 1 周、2 周分别静脉给药 3 mg/kg；英夫利西 3 mg/kg，胰岛移植前 1 h 静脉给药，移植后 3 天、7 天、10 天分别给依那西普（etanercept，重组 TNF 受体-抗体融合蛋白）25 mg，皮下注射；英夫利西 3 mg/kg，胰岛移植前 1 h 静脉给药，阿达木单抗（修美乐，全人源化 TNF-α 单抗）移植后 3 天、10 天，40 mg，皮下注射。

（2）保护胰岛功能：用药的目的是促进生理性胰岛素分泌，预防低血糖。主要用药是诺和力/百泌达。

（3）预防感染：胰岛移植后常规给予预防性抗细菌、抗真菌、抗病毒治疗：胰岛移植之后短期应用亚胺培南/西拉司丁钠行预防性抗细菌治疗；应用复方新诺明行预防性抗卡氏肺囊虫治疗；应用米开民行预防性抗真菌治疗；应用更昔洛韦行预防性抗巨细胞病毒或其他疱疹病毒治疗。

（4）控制血糖：移植术中，经静脉给予患者胰岛素以维持血糖正常。术后每隔 1～2 h 监测血糖，如果血糖水平下降，可以减少胰岛素的用量或给予皮下胰岛素注射。移植后，由于患者的个体差异和所移植的胰岛细胞功能的不同，患者的血糖水平差别很大。移植后，胰岛细胞血管化需要 2～4 周完成，从而发挥正常的生理学功能。

（5）防治并发症：胰岛移植后最严重的并发症是因肝脏、门静脉穿刺所引起的出血和血栓形成。出血可发生在肝实质、肝周甚至腹腔内，血栓形成主要发生在门静脉系统。

预防措施：①移植后给予外科手术止血凝胶封闭门静脉外肝脏组织针道；②胰岛移植给予肝素防止血栓形成，术后继续给予抗凝治疗。

胰岛移植另外一个常见并发症是肝脏功能的异常，表现为肝脏酶学水平的升高。资料显示 54% 患者谷草转氨酶的水平升高至正常的 2.5 倍，27% 的患者谷草转氨酶水平超过正常的 5 倍。但这种肝脏酶学水平的升高是一过性的，90% 患者在 4 个星期内肝脏酶学水平恢复正常。

5. 胰岛移植疗效评估

（1）胰岛细胞功能监测：目前临床上胰岛移植监测主要是基于对胰岛细胞功能的评估。

包括监测血糖、C肽、胰岛素、糖化血红蛋白HbA1c、果糖胺、外源性胰岛素的需要量等。移植胰岛功能分为完全型（胰岛素非依赖型）、部分型（部分依赖于胰岛素并且可检测到C肽）或者无功能型（检测不到C肽）。C肽水平的变化很大程度上反映了血糖水平。

（2）血糖变异评估：胰岛移植的监测还可以通过计算血糖稳定性和低血糖发作的评分来进一步改善。平均血糖波动幅度（mean amplitude of glycemic excursions，MAGE）指标反映了血糖稳定性，通过计算48 h内所测的14次血糖升高或减少的平均值得出。对照组MAGE指数在1.0～3.3 mmol/L之间，而不稳定性1型糖尿病受者此值会达到15 mmol/L。这种评分方法的局限性在于只有48 h的样本，可能会错过血糖不稳定期，但是这种方法非常容易完成并且可以经常实施，因此可以减少测量值的误差。MAGE的测定已经被广泛地用于胰岛移植受者的术后监测中。

最近Edmonton研究小组提出，脆性指数（lability index，LI）也可以评估血糖稳定性。这种方法已经在大量患者中测试过，并且与临床评估血糖不稳定性的相关性要优于平均血糖波动幅度的指标。但是，这种方法比较麻烦，需要自我监测血糖值超过4周。大多数1型糖尿病患者的LI在0～400之间（中位数为223）。

低血糖负荷可以由低血糖评分（hypoglycemic score，HYPO score）即HYPO评分评价。这种方法把详细评估4周内记录的血糖值和过去1年内患者自我报告的低血糖发作相结合。无症状低血糖或者如果需要外界干预会增加得分。评分越高表示低血糖的情况越严重。评分大于等于433分表示疑似低血糖，大于等于1047分提示要引起重视。大多数1型糖尿病患者的HYPO评分在40～450分（中位数为143），而胰岛移植的受者需有非常高的评分。这种评分方法的复杂性限制了它在临床的常规应用。

血糖稳定性和低血糖的发生可以进一步用持续性血糖监测系统评估。这种监测方法需要在皮下组织中埋藏一个探针，探针在记录结束后被取出。许多研究中心已经开始应用这种仪器，它每5 min测量1次平均血糖并且持续数天。但是，到目前为止，这种方法还不是临床上胰岛移植监测的常规方法。

①评估刺激后胰岛素或C肽的分泌：精氨酸刺激试验（arginine stimulation test）是其中最常用的检测手段，实施起来比较简单，而且在短时间内没有明显的副作用。试验是在空腹状态下从静脉注射5 g精氨酸，注射时间不少于30 s，通常测量精氨酸注射前10 min和注射之后0 min、2 min、3 min、4 min、5 min、7 min和10 min的血清胰岛素水平。胰岛素的水平用曲线下面积表示，由注射前10 min到注射后0 min的胰岛素的平均值以上的曲线下面积计算出来，这个数值反映了胰岛的质量。急性胰岛素反应可以由注射后2～5 min内所测3个最高值的平均值减去注射前10 min和注射后0 min的平均值计算出来。在健康志愿者中，平均曲线下面积为（183 ± 57）mU·min/L，而急性胰岛素反应的平均曲线下面积为（31.5 ± 9.5）mU·min/L。在许多中心，这种检测方法已经取代了胰高血糖素刺激试验（即静脉注射1 mg胰高血糖素后胰岛素的分泌），因为后者可以导致恶心和呕吐等副作用。

混合膳食刺激试验可以提供关于胰岛细胞功能的简单信息。夜间禁食后，在给予糖尿病标准饮食（包括8.5 g脂肪、44 g碳水化合物、17 g蛋白质，总共1636 kJ热量）之前和进食后90 min，分别测量血糖、C肽和胰岛素水平。对照组的C肽水平通常上升至1～1.5 nmol/L。

同样也可以利用口服葡萄糖耐量试验评估胰岛移植物的功能，禁食一夜后，在给予75 g葡萄糖口服之前以及30 min、60 min、90 min和120 min后留取血样。口服葡萄糖耐量试验是美国糖尿病协会(America Diabetes Association,ADA)提出的定义糖耐量降低和糖尿病的唯一的代谢性刺激实验。

静脉注射葡萄糖耐量试验是提供信息最多的检测方法,但实施起来比较复杂。在空腹状态下,首先留取基础状态下的血样(注射前 10 min)检测血糖、胰岛素、C 肽,然后静脉给予50%的葡萄糖(300 mg/kg),注射时间不应小于 1 min。留取注射后 0 min、3 min、4 min、5 min、7 min、10 min、15 min、20 min、25 min 和 30 min 的血样,0 min 作为输注的起点。这种检测方法,由注射后 3 min、4 min 和 5 min 后的平均胰岛素水平减去基础状态下的平均胰岛素水平计算得出葡萄糖代谢清除率,即注射后 10～30 min 血糖的自然对数值所做直线的斜率,此值反映了胰岛素抵抗,如果小于−1.0 则考虑正常。

②胰岛移植物的活检:移植物活检是检测排斥反应的最佳方法。然而,就胰岛移植来说,因为胰岛细胞/肝细胞的比率非常低,经皮针穿刺活检所得到的穿刺物中包含胰岛细胞的可能性就相对较低,所以这种活检方法还没有常规应用到临床。为了获得一个容易取到活检的部位,有报道提出,可移植一部分胰岛细胞到前臂作为前哨移植物。虽然最初认为此方法比较合乎逻辑,但由于胰岛移植和存活具有位置依赖性,并且移植到不同部位的胰岛细胞很可能表现不同,因此限制了此种方法的使用。对于肾、胰岛细胞联合移植的受者,我们则可以根据观察肾的排斥反应来预测胰岛移植物的排斥反应情况。

③分子水平的监测:在一项初步研究中,日内瓦大学的研究小组已经证实,胰岛移植术后受者血液循环中胰岛素的 mRNA 可通过 RT-PCR 立刻被检测到。在胰岛移植期间,胰岛β细胞释放到全身血液的胰岛素能够较早地反映胰岛细胞的破坏。用含有糖皮质激素的免疫抑制剂治疗的受者,血液循环中胰岛素 mRNA 可持续更长时间。最近的报道提出,血液循环中胰岛素 mRNA 的增加预示胰岛细胞遭到破坏(注射外源性胰岛素的量增加以及 C 肽水平降低),但是对于同种排斥反应不是特异性的。自身免疫反应,非特异性炎性机制,或者进行性胰岛细胞功能衰竭最终导致功能缺失也能导致胰岛细胞损伤。联合应用胰岛素 mRNA RT-PCR 技术和对细胞毒性淋巴细胞基因(如 Granzyme B、Perforin 和 FasL)表达的分析,可以增加早期检测免疫介导的毒性反应的特异性。这种联合检测方法已经在灵长类动物以及接受胰岛移植的受者中应用。然而,要确定早期胰岛移植排斥反应的敏感性和特异性还需要进一步的临床证实。

主要参考文献

[1] Romanescu D, Gangone E, Boeti M P, et al. Technical aspects involved in the harvesting and preservation of the pancreas used for pancreatic islet allotransplantation[J]. Chirurgia (Bucur),2013,108(3):372-380.

[2] Matsumoto S, Noguchi H, Hatanaka N, et al. Estimation of donor usability for islet isolation with the modified Ricordi method[J]. Transplant Proc,2008,40(2):362-363.

[3] Takita M, Matsumoto S, Noguchi H, et al. One hundred human pancreatic islet isolations at Baylor Research Institute[J]. Proc (Bayl Univ Med Cent),2010,23(4):341-348.

[4] Hanley S C, Paraskevas S, Rosenberg L. Donor and isolation variables predicting human islet isolation success[J]. Transplantation,2008,85(7):950-955.

［5］ Liu X, Matsumoto S, Okitsu T, et al. Analysis of donor- and isolation-related variables from non-heart-beating donors (NHBDs) using the Kyoto islet isolation method ［J］. Cell Transplant, 2008, 17(6): 649-656.

［6］ Wang Y, Danielson K K, Ropski A, et al. Systematic analysis of donor and isolation factor's impact on human islet yield and size distribution［J］. Cell Transplant, 2013, 22(12): 2323-2333.

［7］ Niclauss N, Bosco D, Morel P, et al. Influence of Donor Age on Islet Isolation and Transplantation Outcome［J］. Transplantation, 2011, 91(3): 360-366.

［8］ Takita M, Naziruddin B, Matsumoto S, et al. Body mass index reflects islet isolation outcome in islet autotransplantation for patients with chronic pancreatitis［J］. Cell Transplant, 2011, 20(2): 313-322.

［9］ Hubert T, Strecker G, Gmyr V, et al. Acute insulin response to arginine in deceased donors predicts the outcome of human islet isolation［J］. Am J Transplant, 2008, 8(4): 872-876.

［10］ Hilling D E, Rijkelijkhuizen J K, Tons H A, et al. Hyperemic islets: a possible explanation for poor yields in human and porcine islet isolation［J］. Transplant Proc, 2009, 41(1): 316-318.

［11］ Hilling D E, Tons H A, Marang-van de Mheen P J, et al. Presence of hyperemic islets in human donor-pancreata results in reduced islet isolation yield［J］. Horm Metab Res, 2011, 43(2): 92-99.

［12］ O'Gorman D, Kin T, Murdoch T, et al. The standardization of pancreatic donors for islet isolation［J］. Transplant Proc, 2005, 37(2): 1309-1310.

［13］ Shapiro A M, Lakey J R, Ryan E A, et al. Islet transplantation in seven patients with type 1 diabetes mellitus using a glucocorticoid-free immunosuppressive regimen［J］. N Engl J Med, 2000, 343(4): 230-238.

［14］ Wang L J, Kin T, O'Gorman D, et al. A Multicenter Study: North American Islet Donor Score in Donor Pancreas Selection for Human Islet Isolation for Transplantation［J］. Cell Transplant, 2016, 25(8): 1515-1523.

［15］ Nagata H, Matsumoto S, Okitsu T, et al. Procurement of the human pancreas for pancreatic islet transplantation from marginal cadaver donors［J］. Transplantation, 2006, 82(3): 327-331.

［16］ Nagata H, Matsumoto S, Okitsu T, et al. In situ cooling of pancreata from non-heart-beating donors prior to procurement for islet transplantation［J］. Transplant Proc, 2005, 37(8): 3393-3395.

［17］ Kin T, Shapiro J. Surgical aspects of human islet isolation［J］. Islets, 2014, 2(5): 265-273.

［18］ Takita M, Itoh T, Shimoda M, et al. Pancreatic ductal perfusion at organ procurement enhances islet yield in human islet isolation［J］. Pancreas, 2014, 43(8): 1249-1255.

[19] Southard J H，van Gulik T M，Ametani M S，et al. Important components of the UW solution[J]. Transplantation,1990,49(2)：251-257.

[20] Liu C J,Bando T，Hirai T，et al. Improved 20-hour canine lung preservation with a new solution-ET-Kyoto solution[J]. Eur J Cardiothorac Surg,1995,9(10)：548-552.

[21] Agrawal A，Gurusamy K，Powis S，et al. A meta-analysis of the impact of the two-layer method of preservation on human pancreatic islet transplantation [J]. Cell Transplant,2008,17(12)：1315-1322.

[22] Brandhorst H，Asif S，Andersson K，et al. A new oxygen carrier for improved long-term storage of human pancreata before islet isolation[J]. Transplantation,2010,89 (2)：155-160.

[23] Noguchi H，Ueda M，Nakai Y，et al. Modified two-layer preservation method (M-Kyoto/PFC) improves islet yields in islet isolation[J]. Am J Transplant,2006,6(3)：496-504.

[24] Sumimoto R，Kamada N，Jamieson N V，et al. A comparison of a new solution combining histidine and lactobionate with UW solution and eurocollins for rat liver preservation[J]. Transplantation,1991,51(3)：589-593.

[25] Caballero-Corbalan J，Brandhorst H，Malm H，et al. Using HTK for prolonged pancreas preservation prior to human islet isolation[J]. J Surg Res,2012,175 (1)：163-168.

[26] Paushter D H，Qi M，Danielson K K，et al. Histidine-tryptophan-ketoglutarate and University of Wisconsin solution demonstrate equal effectiveness in the preservation of human pancreata intended for islet isolation：a large-scale，single-center experience[J]. Cell Transplant,2013,22(7)：1113-1121.

[27] Baertschiger R M，Berney T,Morel P. Organ preservation in pancreas and islet transplantation[J]. Curr Opin Organ Transplant,2008,13(1)：59-66.

[28] Iwanaga Y，Sutherland D E，Harmon J V，et al. Pancreas preservation for pancreas and islet transplantation[J]. Curr Opin Organ Transplant,2008,13(4)：445-451.

[29] Noguchi H，Levy M F，Kobayashi N，et al. Pancreas preservation by the two-layer method：does it have a beneficial effect compared with simple preservation in University of Wisconsin solution? [J]. Cell Transplant,2009,18(5)：497-503.

[30] Fujino Y. Two-layer cold storage method for pancreas and islet cell transplantation[J]. World Journal of Gastroenterology,2010,16(26)：3235.

[31] Qin H，Matsumoto S,Klintmalm G B，et al. A meta-analysis for comparison of the two-layer and university of Wisconsin pancreas preservation methods in islet transplantation[J]. Cell Transplant,2011,20(7)：1127-1137.

[32] Li X，Zhang J，Sang L，et al. Influence of the two-layer preservation method on human pancreatic islet isolation：a meta-analysis[J]. Int J Artif Organs,2015,38(3)：117-125.

[33] Okitsu T，Matsumoto S，Iwanaga Y，et al. Kyoto islet isolation method：the

optimized one for non-heart-beating donors with highly efficient islet retrieval[J]. Transplant Proc,2005,37(8): 3391-3392.

[34] Van Deijnen J H, Van Suylichem P T, Wolters G H, et al. Distribution of collagens type Ⅰ, type Ⅲ and type Ⅴ in the pancreas of rat, dog, pig and man[J]. Cell Tissue Res,1994,277(1): 115-121.

[35] Shimoda M, Noguchi H, Naziruddin B, et al. Assessment of human islet isolation with four different collagenases[J]. Transplant Proc,2010,42(6): 2049-2051.

[36] Bertuzzi F, Cainarca S, Marzorati S, et al. Collagenase isoforms for pancreas digestion[J]. Cell Transplant,2009,18(2): 203-206.

[37] Yamamoto T, Ricordi C, Messinger S, et al. Deterioration and variability of highly purified collagenase blends used in clinical islet isolation[J]. Transplantation,2007, 84(8): 997-1002.

[38] Brandhorst H, Raemsch-Guenther N, Raemsch C, et al. Degraded collagenase deteriorates islet viability[J]. Transplant Proc,2008,40(2): 370-371.

[39] Linetsky E, Bottino R, Lehmann R, et al. Improved human islet isolation using a new enzyme blend, liberase[J]. Diabetes,1997,46(7): 1120-1123.

[40] Antonioli B, Fermo I, Cainarca S, et al. Characterization of collagenase blend enzymes for human islet transplantation[J]. Transplantation,2007,84(12): 1568-1575.

[41] Wang Y, Paushter D, Wang S, et al. Highly purified versus filtered crude collagenase: comparable human islet isolation outcomes[J]. Cell Transplant,2011,20(11-12): 1817-1825.

[42] Anazawa T, Balamurugan A N, Bellin M, et al. Human islet isolation for autologous transplantation: comparison of yield and function using SERVA/Nordmark versus Roche enzymes[J]. Am J Transplant,2009,9(10): 2383-2391.

[43] Bucher P, Bosco D, Mathe Z, et al. Optimization of neutral protease to collagenase activity ratio for islet of Langerhans isolation[J]. Transplant Proc,2004,36(4): 1145-1146.

[44] Brandhorst H, Alt A, Huettler S, et al. The ratio between class II and class I collagenase determines the amount of neutral protease activity required for efficient islet release from the rat pancreas[J]. Transplant Proc,2005,37(1): 215-216.

[45] Szot G L, Lee M R, Tavakol M M, et al. Successful clinical islet isolation using a GMP-manufactured collagenase and neutral protease[J]. Transplantation,2009,88(6): 753-756.

[46] Brandhorst H, Friberg A, Nilsson B, et al. Large-scale comparison of Liberase HI and collagenase NB1 utilized for human islet isolation[J]. Cell Transplant,2010,19(1): 3-8.

[47] Brandhorst H, Friberg A, Andersson H H, et al. The importance of tryptic-like activity in purified enzyme blends for efficient islet isolation[J]. Transplantation,2009, 87(3): 370-375.

［48］ Caballero-Corbalan J, Brandhorst H, Asif S, et al. Mammalian tissue-free liberase: a new GMP-graded enzyme blend for human islet isolation［J］. Transplantation, 2010, 90(3): 332-333.

［49］ O'Gorman D, Kin T, Imes S, et al. Comparison of human islet isolation outcomes using a new mammalian tissue-free enzyme versus collagenase NB-1［J］. Transplantation, 2010, 90(3): 255-259.

［50］ Qi M, Valiente L, McFadden B, et al. The Choice of Enzyme for Human Pancreas Digestion is a Critical Factor for Increasing the Success of Islet Isolation［J］. Transplant Direct, 2015, 1(4).

［51］ van Timmeren M M, Lems S P, Hepkema B G, et al. Anti-human leukocyte antigen antibodies and development of graft failure after renal transplantation［J］. Transplantation, 2009, 88(12): 1399-1400.

［52］ Brandhorst D, Parnaud G, Friberg A, et al. Multicenter Assessment of Animal-free Collagenase AF-1 for Human Islet Isolation［J］. Cell Transplant, 2017, 26(10): 1688-1693.

［53］ Khiatah B, Tucker A, Chen K T, et al. Evaluation of collagenase gold plus BP protease in isolating islets from human pancreata［J］. Islets, 2018, 10(2): 51-59.

［54］ Kin T. Islet isolation for clinical transplantation［J］. Adv Exp Med Biol, 2010, 654: 683-710.

［55］ Ricordi C, Lacy P E, Finke E H, et al. Automated method for isolation of human pancreatic islets［J］. Diabetes, 1988, 37(4): 413-420.

［56］ Ricordi C. Islet transplantation: a brave new world［J］. Diabetes, 2003, 52(7): 1595-1603.

［57］ Barbaro B, Salehi P, Wang Y, et al. Improved human pancreatic islet purification with the refined UIC-UB density gradient［J］. Transplantation, 2007, 84(9): 1200-1203.

［58］ Matsumoto S, Noguchi H, Takita M, et al. ET-Kyoto ductal injection and density-adjusted purification combined with potent anti-inflammatory strategy facilitated single-donor islet transplantation: case reports［J］. Transplant Proc, 2010, 42(6): 2159-2161.

［59］ Mita A, Ricordi C, Messinger S, et al. Antiproinflammatory effects of iodixanol (OptiPrep)-based density gradient purification on human islet preparations［J］. Cell Transplant, 2010, 19(12): 1537-1546.

［60］ Lake S P, Anderson J, Chamberlain J, et al. Bovine serum albumin density gradient isolation of rat pancreatic islets［J］. Transplantation, 1987, 43(6): 805-808.

［61］ Noguchi H, Ikemoto T, Naziruddin B, et al. Iodixanol-controlled density gradient during islet purification improves recovery rate in human islet isolation［J］. Transplantation, 2009, 87(11): 1629-1635.

［62］ Mita A, Ricordi C, Miki A, et al. Purification method using iodixanol

(OptiPrep)-based density gradient significantly reduces cytokine chemokine production from human islet preparations, leading to prolonged beta-cell survival during pretransplantation culture[J]. Transplant Proc,2009,41(1): 314-315.

[63] Lake S P, Bassett P D, Larkins A, et al. Large-scale purification of human islets utilizing discontinuous albumin gradient on IBM 2991 cell separator[J]. Diabetes, 1989,38 Suppl 1: 143-145.

[64] Nacher M, Barcelo V, Escoriza J, et al. Optimization of human pancreatic islet isolation with a newly designed cooling system for COBE 2991[J]. Transplant Proc,2009, 41(6): 2202-2203.

[65] Ichii H, Ricordi C. Current status of islet cell transplantation[J]. Journal of Hepato-Biliary-Pancreatic Surgery,2008,16(2): 101-112.

[66] Yamamoto T, Horiguchi A, Ito M, et al. Quality control for clinical islet transplantation: organ procurement and preservation, the islet processing facility, isolation, and potency tests[J]. J Hepatobiliary Pancreat Surg,2009,16(2): 131-136.

[67] Farney A C, Sutherland D E, Opara E C. Evolution of Islet Transplantation for the Last 30 Years[J]. Pancreas,2016,45(1): 8-20.

[68] Alejandro R, Barton F B, Hering B J, et al. 2008 Update from the Collaborative Islet Transplant Registry[J]. Transplantation,2008,86(12): 1783-1788.

[69] Kumar R, Chung W Y, Dennison A R, et al. Current principles and practice in autologous intraportal islet transplantation: a meta-analysis of the technical considerations [J]. Clin Transplant,2016,30(4): 344-356.

[70] Hawthorne W J, Williams L, Chew Y V. Clinical Islet Isolation[J]. Adv Exp Med Biol,2016,938: 89-122.

(李　娜　王树森　陈　松　刘偲谦　杨　萍)

第五章
胰岛移植的问题及限制

导言

近年来胰岛移植发展迅速,由于其能够弥补自身被破坏掉的胰岛,有望成为治疗 1 型糖尿病(type 1 diabetes mellitus,T1DM)的一种有效形式。移植物中的胰岛 β 细胞对血糖的感知与正常生理条件下的 β 细胞几乎一样,因而可以完美代替原生的 β 细胞,解决体内复杂的能量代谢问题。如果患者移植的功能性胰岛数量足够,就能够将血糖恢复至正常水平,达到胰岛素不依赖。胰岛移植操作相对简单,创伤较小,对 T1DM 患者来说是有益的。

然而,在胰岛移植实际操作过程中,仍然存在较多问题需要解决,比如合适胰腺供体的来源及选择,冷、热缺血及消化分离过程中胰岛的保护,稳定、高效、低毒的消化酶的应用,优化的标准化制备流程,简便、可靠的移植物效能测评,强效的免疫诱导及促移植物定植策略等。此篇就胰岛移植中存在的问题及限制进行论述。

一、胰岛细胞组织来源不足

移植胰岛的数量是影响移植预后的重要因素,而目前胰腺供体均由公民自愿捐献,相当一部分器官捐献者不符合胰岛移植的标准,使胰岛来源短缺。此外,虽然已有成功进行临床"一对一"胰岛移植的报道,但绝大多数情况下,由于胰岛分离提纯、胰岛细胞保存技术的限制,提取到的胰岛细胞仅有 40% 左右符合移植标准,使 1 个供体的胰岛数量远不能达到 T1DM 患者的需求。这就意味着 2~4 个供体胰腺中提取的胰岛只能供一个受者使用,这加剧了胰岛来源的短缺。此外,多供体来源的胰岛移植也增加了受体对人类白细胞抗原致敏的风险。

针对胰岛来源不足的现象,以下几种方案可能会成为新一代的胰岛 β 细胞供体来源:

(一)干细胞源性胰岛样细胞

在过去几十年中,研究者已经从人类胚胎干细胞(human embryonic stem cells,hESCs)中获得有功能的胰岛细胞。研究基本策略为模拟正常胰岛 β 细胞的发生发育过程,即由胚胎发生→内胚层形成→胰腺内胚层→内分泌祖细胞,最终分化成为胰岛细胞。Alireza Rezania 等建立了诱导 hESCs 发育为功能性胰岛 β 细胞的方案,该方案由七个重要步骤组成,获得的细胞简称 S7 细胞,这种细胞能够表达成熟 β 细胞的标志,也能被刺激产生胰岛素,除此之外还能够逆转糖尿病小鼠的血糖水平,维持时间超过 40 天。另有研究使用了胶囊装置,将 hESCs 分化得到的成熟胰岛细胞包裹进此装置,再将其植入小鼠体内,不仅可以改善血糖水平,还能避开免疫系统攻击。此外,临床试验也正在努力将干细胞诱导成胰腺祖细胞,以期在体内将其诱导为功能性胰岛 β 细胞。

hESCs 具有无限增殖的可能,将其诱导为胰岛 β 细胞的替代治疗方法能突破供者数量不足的限制,可以避免异体排斥反应,最大限度地保留了胰岛细胞的功能。但是我们应该注意,血糖控制的治疗要求移植细胞的胰岛素分泌受血糖浓度调控,且分泌总量要达到生理需求,从而要求体外诱导分化的细胞达到较高的纯度,且带有较强的胰岛 β 细胞功能。如果此类分化的胰岛细胞产胰岛素效率不足,为达到胰岛素不依赖性,则需要移植较多的分化细胞。这可能会导致以下风险:①增加肿瘤形成的可能性;②降低移植的成功率;③加重炎症信号从而导致自身免疫反应。因此,如何控制多潜能细胞向胰岛 β 细胞分化需要进一步的探索。

(二)通过基因工程得到胰岛素分泌细胞

早在 1999 年,McClenaghan 和 Flatt 通过电融合法将 NEDH 大鼠胰岛 β 细胞和"永生化"RIN-m5F 细胞进行杂交融合,建立了 3 种新的克隆细胞系 BRIN-BG5、BRIN-BG7 和 BRIN-BD11。这些细胞既拥有无限增殖的特性,又保留了 β 细胞分泌活性胰岛素和 C 肽的功能。此外,研究者还建立了"永生化"胰岛 β 细胞系,可以分泌胰岛素,如 RIN、INS-1 等,是供胰岛 β 细胞研究较为理想的替代物。虽然体外实验证明,胰岛 β 细胞系可分泌活性胰岛素,但这些细胞系缺乏对葡萄糖变化感应的敏感性。这可能是因为胰岛 β 细胞的结构和功能复杂,改变几个基因还不能制造一个正常的胰岛 β 细胞,如何获取足够数量的功能胰岛还需要进一步的探索。

基因工程技术的发展有利于我们从分子层面了解细胞功能,进而使人工调控细胞行为成为可能,尽管目前还停留在临床前研究阶段,但通过努力,未来我们或许可以找到一种适合于患者治疗的调控方案。

(三)异种来源胰岛细胞

我国研究者一直致力于猪胰岛移植治疗 T1DM 的研究,早在 1996 年就有研究异种移植的团队。2013 年至 2016 年期间,王维教授和莫朝辉教授领军的团队,使用诱导免疫耐受技术,成功将 DPF(指符合联合国世界卫生组织标准的无指定病原体)的供体猪胰岛移植到 3 位 T1DM 患者身上,对控制 3 位患者的胰岛素分泌及糖化血红蛋白水平均有较好的疗效。有 1 位移植患者胰岛素减量 80.5%,糖化血红蛋白水平已经完全恢复正常;其余 2 位移植患者胰岛素减量分别达到 57% 和 56%,糖化血红蛋白水平也有明显下降。

使用异种组织移植物进行移植能大大减少胰岛供体来源不足的问题,然而,由于生理上的差异,胰岛功能在很大程度上受到限制,不能完全模拟人的胰岛细胞行使功能。此外,还有如下问题需要解决。

1. 生物安全

在异种胰岛移植中最严重的风险就是要预防人畜共患病。尤其是猪内源性逆转录病毒(porcine endogenous retroviruses,PERVs),它们可以和猪的基因组整合在一起并且很难被清除。体外实验证明这种病毒可以感染 EK-393 细胞系,且曾经有报道因为异种移植而感染猪内源性逆转录病毒的病例。除此之外,其他致病微生物包括疱疹病毒和巨细胞病毒也可以传播,这将对受者生命健康造成威胁,同时也有引发公共生物危害的危险。

2. 免疫排斥

在以往异种移植研究中,天然抗 αGal 抗体引起的超急性排斥反应是猪-人异种移植的主要障碍之一,然而,猪的内分泌胰岛细胞低表达 αGal 抗体,在猪-猕猴胰岛移植实验中,移植的猪胰岛会相对耐受由 αGal 抗体介导的急性异种排斥反应。但由于人体暴露在自然界微生物环境中,会诱导免疫系统产生循环 Gal 抗体,这些预留在人体内的抗体也可能发生急性排斥反应攻击移植物。除此之外,CD4$^+$T 细胞介导的细胞免疫应答在胰岛移植后急性排斥反应中也发挥重要作用。

二、术后并发症

最早报道的人类胰岛移植案例在 1980 年,于美国 Minnesota 医院,这次移植在 10 名慢性胰腺炎患者中进行,有 3 名患者分别实现了 1、9、38 个月的胰岛素独立。随后的数十年内,器官移植发展迅速,2003 年 3 月 31 日中国首例成人胰岛移植治疗 T1DM 在南京军区福州总医院(现更名为第九○○医院)获得成功。接受手术的患者彻底摆脱了使用长达 9 年的胰岛素。纽约长老会哥伦比亚与康奈尔大学医院的 Dr. Schrope 团队通过将自体残存的健康胰岛移植到肝脏中,然后切除剩下的胰腺组织,改善了一位 8 年慢性胰腺炎患者的痛苦生活。除此之外,日本理化学研究所和福冈大学也宣布了一项最新研究成果——大腿根部皮下脂肪组织内胰岛移植,因为此部位血供较为充足,较少的胰岛细胞就能够很好存活,但是长期的生存情况如何还需要进一步监测评估。

胰岛移植发展至今不管是方法还是移植物的长期功能性存活已经有了明显的提高,能够大大缓解部分 T1DM 及胰腺损伤患者的痛苦,与此同时,我们仍应该关注移植手术和术后药物带来的不良反应。

1. 术后不适

最常见的并发症是插入导管部位的疼痛或摩擦不适感,或者是右肩部短暂疼痛感,一半以上的患者会有此表现,可以用标准镇痛药控制,通常在 24~48 h 内完全缓解。

2. 出血

经皮胰岛移植术后出血的风险(以血红蛋白低于 25 g/L 或需要输血或手术治疗为标准)在接受胰岛移植的患者中约占 9%。若是伴随阿司匹林和肝素联合使用抗血栓,也会加大腹腔出血的风险,且胰岛入血后可能会发生经血液介导的即刻炎性反应(IBMIR),导致移植后早期移植物的大量丢失和功能损伤。

3. 血栓

目前胰岛主要通过介入途径注入门静脉系统,过程中较易出血,造成血管栓塞,门静脉周围脂肪变性,若是移植的胰岛诱导分泌组织活性因子形成血栓将会影响其存活。尽管临床使用肝素来防止血栓形成,但门静脉血栓仍然会发生,特别是当移植的细胞体积大于 5 mL 时。因此在手术期间要密切监测肝脏压力,在使用填充性材料时要确保没有阻塞门静脉的循环。尽管发生门静脉完全栓塞的可能性非常小,但是其危险性大,所以一旦发生局部血栓形成,应马上进行抗凝处理以防止血栓进一步恶化。

4. 感染

尽管通过供体胰岛移植而发生传染性感染的概率较低,但是实体器官移植受体仍然有可能发生传染病,因此术前应当仔细筛选捐赠者器官,避免发生高危性传染病。常规检测包括 HIV、乙肝、丙肝等筛查。

5. 肾脏功能

在胰岛移植后的肾功能监测中发现,少数患者会出现蛋白尿,有些患者可能发生肾小球滤过率下降,同时出现镜下血尿。在糖尿病肾病患者中,成功的胰岛移植可以减少其尿蛋白,提示胰岛移植可以阻止甚至逆转糖尿病导致的肾脏病变。并且胰岛肾脏联合移植可以明显提高移植肾的长期存活率,改善肾脏功能。如果患者之前已经接受肾移植并且服用免疫抑制药物,那么胰岛移植只会加重输注过程中由出血、血栓形成等介导的副作用。

6. 肝脏功能

大约 20% 接受胰岛移植的患者能检测到脂肪肝的发生,影像学显示这些脂肪大泡大都集中分布,这一现象表明存在成功定居的释放胰岛素的胰岛细胞,一般此类非酒精性脂肪肝的病理改变在后期可以逆转。

三、胰岛素依赖性

通常一年内的胰岛素不依赖性水平被认为是胰岛移植疗效的一个评价标准,试验表明,在接受胰岛移植治疗的患者中,约有 57% 的患者能够不依赖胰岛素。一次胰岛移植并不能很好实现患者胰岛素不依赖,随着时间延长,只有一部分胰岛能够保持它们的功能。因此在制订胰岛移植治疗方案时,会选择不同时间段多次注射移植物,患者一般在最后一次胰岛输注几周或者几个月后才能达到不依赖胰岛素治疗。

四、移植物存活时间

胰岛移植虽然已经在临床成功开展,但其长期疗效还有待考量,在胰岛移植 3~6 个月后,多数患者会发生进行性的胰岛功能丧失。移植胰岛的血液循环重建对于胰岛的存活至关重要,移植物与宿主血液循环系统的重建一般需要 10~14 天时间,在这段时间内胰岛组织脱离它们的天然血管,只能完全依赖于受体扩散的营养供应。

除此之外,以下几个因素对胰岛移植的长期疗效也具有重要影响。

(1)患者体内是否存在抗胰岛细胞的自身抗体或针对胰岛特异抗原的自身免疫反应。

(2)移植胰岛的血管化对移植胰岛功能的影响,由于移植胰岛原有的微血管内皮细胞对胰岛细胞生长及功能的保护至关重要,因此在分离过程中要密切关注消化酶的使用,避免过度消化。

(3)移植胰岛的细胞组成,胰岛内其他内分泌细胞产生的激素对 β 细胞的存活和胰岛素的分泌具有重要调节作用。

现在有许多移植物功能性长期存活超过 10 年的例子,并且有研究报道,在接受 T 细胞清除等免疫抑制治疗的受者中,有超过 50% 能够达到不依赖胰岛素 5 年以上。胰岛素不依赖性是判断移植物功能的一个重要指标。因此,如何减少和防止胰岛细胞在消化分离过程中的丢失和对胰岛功能的保存,对提高胰岛移植的长期疗效有重要意义。

五、免疫抑制

目前用于移植排斥反应的免疫抑制剂主要包括钙调神经磷酸酶抑制剂和类固醇。胰岛移植患者常使用不依赖于类固醇的免疫抑制剂,如雷帕霉素和他克莫司的组合,能够大大提高手术成功率。也有少部分患者由于药物副作用在后期会使用霉酚酸酯类药物。

(1)所有通过结合 FK 结合蛋白发挥作用的药物都可能导致以下副作用:口腔溃疡、外周性水肿、蛋白尿(雷帕霉素在肾小管细胞中发挥抑制增殖作用,可能导致肾脏损伤)、高胆固醇血症和高血压。

(2)霉酚酸酯类药物是次黄嘌呤单核苷酸脱氢酶(inosine monophosphate dehydrogenase,IMPDH)的抑制剂,可抑制鸟嘌呤核苷酸的经典合成途径。使用该类药物可能会减缓水肿、口腔溃疡和肾毒性,但其会导致呕吐、腹泻等胃肠道不适,以及白细胞减少。

六、免疫排斥

对于移植患者来说,最主要的目标仍然是抑制免疫排斥反应。胰岛移植的免疫排斥反应过程比较复杂,细胞免疫和体液免疫都参与了排斥反应,同种移植主要依赖于 CD8[+] T 细胞,而异种移植则以 CD4[+] T 细胞为主导,胰岛移植排斥反应的发生主要是受者体内预存的过客白细胞排斥新鲜胰岛组织,有人认为 Ia[+] 细胞对移植免疫排斥反应的发生起到重要作用。抗胸腺细胞球蛋白和利妥昔单抗的使用能够有效抑制新发糖尿病患者的自身免疫反应,促进单一供体胰岛移植的成功。在明尼苏达大学的研究中,一种用白喉交联的抗 CD3 免疫毒素联合弧菌素能够诱导强有力的免疫耐受。

移植后的排斥反应绝大部分都能通过免疫抑制剂缓解,但许多临床上已经缓解的排斥症状实际体内仍然存在一定的抗移植物反应,由于免疫系统的攻击和抗排斥药物的毒性,胰岛细胞会不断丢失,影响长期治疗效果。

七、未来展望

综上所述,胰岛移植发展迅速,近年来不管是方法还是移植物的长期功能性存活已经有了明显的提高,成为治疗伴有严重低血糖的 T1DM 的有效手段。然而,胰岛移植要完成从临床研究到临床治疗的转化仍需要继续优化技术,寻求更佳策略,包括分离高纯度胰岛细胞,保留胰岛细胞对体内代谢的调控能力、对炎性反应的耐受能力以及对免疫攻击的躲避能力,抑制血栓形成和针对胰岛移植物的炎性反应,用较少致糖尿病副作用的方案获得免疫保护;另外长期保持胰岛细胞的功能性存活和维持患者胰岛素不依赖状态也是有待解决的难题。这些问题都将促使我们更进一步研究和探索,目前部分接受胰岛移植手术的患者生活质量的改善也让我们对未来胰岛移植的发展充满信心。

主要参考文献

[1] Holmes-Walker D J, Kay T W. Long-term effects of islet transplantation[J]. Curr Opin Organ Transplant,2016,21(5):497-502.

[2] Markmann J F,Deng S,Huang X,et al. Insulin independence following isolated islet transplantation and single islet infusions[J]. Ann Surg,2003,237(6):741-749; discussion 749-750.

[3] Maffi P,Scavini M,Socci C,et al. Risks and benefits of transplantation in the cure of type 1 diabetes:whole pancreas versus islet transplantation. A single center study

[J]. Rev Diabet Stud,2011,8(1):44-50.

[4] McGaugh E C, Nostro M C. Efficient Differentiation of Pluripotent Stem Cells to NKX6-1+ Pancreatic Progenitors[J]. J Vis Exp,2017(121).

[5] Rezania A,Bruin J E,Arora P,et al. Reversal of diabetes with insulin-producing cells derived in vitro from human pluripotent stem cells[J]. Nat Biotechnol,2014,32(11):1121-1133.

[6] Agulnick A D,Ambruzs D M,Moorman M A,et al. Insulin-Producing Endocrine Cells Differentiated In Vitro From Human Embryonic Stem Cells Function in Macroencapsulation Devices In Vivo[J]. Stem Cells Transl Med,2015,4(10):1214-1222.

[7] Sneddon J B,Tang Q,Stock P,et al. Stem Cell Therapies for Treating Diabetes: Progress and Remaining Challenges[J]. Cell Stem Cell,2018,22(6):810-823.

[8] McClenaghan N H, Flatt P R. Engineering cultured insulin-secreting pancreatic B-cell lines[J]. J Mol Med (Berl),1999,77(1):235-243.

[9] Dhanasekaran M,George J J,Loganathan G,et al. Pig islet xenotransplantation [J]. Curr Opin Organ Transplant,2017,22(5):452-462.

[10] Coulombe M, Yang H, Wolf LA, et al. Tolerance to antigen-presenting cell-depleted islet allografts is CD4 T cell dependent[J]. J Immunol,1999,162(5):2503-2510.

[11] Najarian J S, Sutherland D E, Baumgartner D, et al. Total or near total pancreatectomy and islet autotransplantation for treatment of chronic pancreatitis[J]. Ann Surg,1980,192(4):526-542.

[12] 谭建明.成人胰岛细胞移植治疗糖尿病的现状与发展[J].中国实用内科杂志,2007(07):537-541.

[13] Yasunami Y,Nakafusa Y,Nitta N,et al. A Novel Subcutaneous Site of Islet Transplantation Superior to the Liver[J]. Transplantation,2018,102(6):945-952.

[14] Kobayashi N. The current status of islet transplantation and its perspectives [J]. Rev Diabet Stud,2008,5(3):136-143.

[15] Matsumoto S, Tomiya M, Sawamoto O. Current status and future of clinical islet xenotransplantation[J]. J Diabetes,2016,8(4):483-493.

[16] Moberg L, Johansson H, Lukinius A, et al. Production of tissue factor by pancreatic islet cells as a trigger of detrimental thrombotic reactions in clinical islet transplantation[J]. Lancet,2002,360(9350):2039-2045.

[17] Ryan E A, Lakey J R, Paty B W, et al. Successful islet transplantation: continued insulin reserve provides long-term glycemic control[J]. Diabetes,2002,51(7):2148-2157.

[18] Shapiro A M, Lakey J R, Rajotte R V, et al. Portal vein thrombosis after transplantation of partially purified pancreatic islets in a combined human liver/islet allograft[J]. Transplantation,1995,59(7):1060-1063.

[19] Gonwa T A, Mai M L, Klintmalm G B. Chronic renal failure after transplantation of a nonrenal organ[J]. N Engl J Med,2003,349(26):2563-2565.

[20]　Rafael E,Ryan E A,Paty B W,et al. Changes in liver enzymes after clinical islet transplantation[J]. Transplantation,2003,76(9):1280-1284.

[21]　Luzi L,Perseghin G,Brendel M D,et al. Metabolic effects of restoring partial beta-cell function after islet allotransplantation in type 1 diabetic patients[J]. Diabetes,2001,50(2):277-282.

[22]　Shapiro A M. Islet transplantation in type 1 diabetes:ongoing challenges,refined procedures,and long-term outcome[J]. Rev Diabet Stud,2012,9(4):385-406.

[23]　Zhao M,Muiesan P,Amiel S A,et al. Human islets derived from donors after cardiac death are fully biofunctional[J]. Am J Transplant,2007,7(10):2318-2325.

[24]　Harlan D M,Kenyon N S,Korsgren O,et al. Current advances and travails in islet transplantation[J]. Diabetes,2009,58(10):2175-2184.

[25]　Iwanaga Y,Sutherland D E,Harmon J V,et al. Pancreas preservation for pancreas and islet transplantation[J]. Curr Opin Organ Transplant,2008,13(4):445-451.

[26]　Matthews J B,Ramos E,Bluestone J A. Clinical trials of transplant tolerance:slow but steady progress[J]. Am J Transplant,2003,3(7):794-803.

[27]　Hering B J,Kandaswamy R,Ansite J D,et al. Single-donor,marginal-dose islet transplantation in patients with type 1 diabetes[J]. Jama,2005,293(7):830-835.

[28]　Gamble A,Pepper A R,Bruni A,et al. The journey of islet cell transplantation and future development[J]. Islets,2018,10(2):80-94.

（岳田天　王从义　余其林）

第六章
β 细胞替代治疗方案

导言

由于供体来源和免疫排斥两方面的原因，人源胰岛移植难以大规模推广。为了应对巨大的医疗需求，寻找新的 β 细胞来源已成为研究者们努力的目标。2017 年，我国正式启动了首批经过备案的两项基于胚胎干细胞分化细胞的临床研究，标志着我国该方向的研究已进入正式的临床转化阶段，同时也预示着干细胞临床研究将在国家相关部门的监督、在国际各级研究机构的注视下健康发展。

本章将通过下述四个方向介绍目前最新 β 细胞替代治疗的研究方案：①干细胞定向诱导分化成 β 细胞；②将其他类型细胞重编程为 β 细胞；③刺激现有 β 细胞的增殖，增强其功能；④异种来源 β 细胞移植治疗。

一、多能干细胞来源的类 β 细胞

人类胚胎干细胞（hESCs）培养技术的建立为诱导 hESCs 分化成胰岛细胞奠定了基础。hESCs 是由胚胎内细胞团细胞衍生而来，具有体外无限扩增和分化成所有三胚层细胞的潜能。研究者已经证实，将 hESCs 分化获得的前体细胞移植到小鼠体内，这些细胞会在体内自行生长和分化成功能性 β 细胞，并且能治疗糖尿病。还有研究者成功地将 hESCs 体外诱导分化成各种组织细胞，包括胰岛细胞。目前，hESCs 用于临床疾病治疗已经进入了一期和二期临床试验。

2006 年，随着诱导多能干细胞（induced pluripotent stem cells，iPSCs）的问世，人们利用终末分化的成体细胞（如皮肤成纤维细胞）诱导分化成具有与 hESCs 功能相似的 iPSCs，再进一步诱导 iPSCs 分化成胰岛细胞，为体外获得胰岛细胞提供了一个新的捷径。近期，研究者们都朝着将 iPSCs 分化成可响应葡萄糖刺激的内分泌胰岛细胞的方向在努力。很多复杂的分化方法已被使用并证明有效。但是由于分化获得的细胞仅具有胰岛细胞的部分功能特征，因此被称为类 β 细胞。目前关注度比较高的一个技术是利用三维立体培养方法来诱导获得与胰岛细胞功能及形态类似的细胞群。研究者将这些细胞群移植到患有糖尿病的小鼠模型体内，诱导该类细胞的功能进一步成熟，以此来治疗糖尿病。

利用上述两种方法在体外获得的胰岛团一般既含有 β 细胞，也含有其他类型的胰岛细胞，例如 α 细胞、δ 细胞、血管细胞和成纤维样细胞，这些细胞都能很好地与 β 细胞协调作用。移植时若将上述不同类型的细胞一并移植入体内，将有望取得更优的预后。总体而言，利用

人多能干细胞在体外诱导获得β细胞,为β细胞移植治疗糖尿病提供了潜在的充足的种子细胞来源。随着干细胞技术的发展,临床利用干细胞技术治疗糖尿病有望实现。

尽管 hESCs 有无限增殖和分化的潜能,但与成熟胰岛细胞功能和表型的期望仍然有一段距离。与正常成熟胰腺的单个胰岛细胞相比,胚胎干细胞(embryonic stem cell,ES 细胞)胰岛素生物合成功能以及对血糖的响应都远远不够。除此以外,体外诱导后部分仍未分化的 ES 细胞在体内定居,会增加肿瘤形成的可能性。因此,如何控制多潜能细胞向胰岛 β 细胞分化的机制需要进一步的探索。

另外,通过体外诱导干细胞分化的这一类胰岛素分泌细胞,要求移植后能提供和正常胰岛相当的胰岛素以满足机体需求,这对细胞分化的纯度及功能保留有一定的标准,如果此类分化胰岛细胞只能分泌较低水平的胰岛素,那么,需要移植大量的分化细胞以达到胰岛素不依赖的目的。这样,会存在以下风险:

①增加肿瘤形成的可能性;

②降低移植的成功率;

③加重炎症信号从而导致自身免疫反应。

此外,上述方案离规模化生产依然存在较大的距离,高昂的成本和非常高的技术要求也是研究者们亟须解决的问题。

二、刺激自身 β 细胞的增殖

刺激 β 细胞增殖是一种简单而直观的补充 β 细胞团的方法。事实上,在动物模型中,大量的生长因子和促进有丝分裂的因素都能促进 β 细胞的增殖。例如:甲状旁腺素相关的蛋白、肝细胞生长因子、胰高血糖素样肽、类胰岛素生长因子、促胃泌素、表皮生长因子、血小板源生长因子、腺苷酸激酶抑制剂等。然而这些因素一般不能促进人 β 细胞的显著增值。人 β 细胞的大量增殖只在幼儿时期自然发生,多数人群在一岁左右。许多证据证明人 β 细胞对上述增殖刺激方法有抵抗作用。

在小鼠胰岛和人胰岛之间存在结构和分子之间的差异。例如,在小鼠胰岛中,β 细胞富集在中心,而在人的胰岛中,β 细胞是均匀分布的。人 β 细胞蛋白表达量与小鼠 β 细胞也是不同的。成年人胰岛中 β 细胞不能增殖这个问题一直困扰着研究者们,因为人 β 细胞其实具备控制细胞周期的分子元件(包括细胞周期蛋白和细胞周期性激酶等)。但如何刺激人 β 细胞的增殖,一直是该领域的科学难题。

最近,研究者们发现直接操控这些细胞周期分子元件,能够迫使人的 β 细胞增殖。在人的胰腺瘤中,细胞周期相关基因的突变也能够引起罕见的胰腺内分泌增生。但是,许多细胞周期因子似乎被隔离在人成熟 β 细胞的细胞质中,无法被诱导进入细胞核中去调控相关基因的表达。随着 β 细胞的成熟和老化,其还会产生广泛的分子和表观遗传变化。例如,EZH2 和 BMI1 的丢失,会引起细胞周期抑制蛋白如 P16INK4a 和 P18INK4c 的增加。这些与细胞成熟相关的变化虽然能够提升 β 细胞的功能,但它们可能抑制 β 细胞对增殖刺激的影响。研究者们发现,当人体发生肥胖或胰岛素抵抗时,体内胰岛素和葡萄糖水平都会升高,并直接刺激 β 细胞的增殖。但目前尚不清楚是何种关键信号推动了胰岛扩增。

最新的研究利用高通量复合屏幕识别技术发现,双重特异性酪氨酸-磷酸化的激酶 1A(dual specificity tyrosine phosphorylation regulated kinase 1A,DYRK1A)的抑制剂可有效地刺激体外培养的人 β 细胞和移植到人体内的 β 细胞的增殖。此外,研究者还发现了运用钙调磷酸酶等可促进其他 β 细胞增殖。但是,将上述技术应用于临床,还需实现靶向特异性刺激胰岛 β 细胞,以确保这些刺激只会启动 β 细胞保守的细胞增殖周期,同时又不导致肿瘤形成。

三、非 β 细胞转分化为类 β 细胞

细胞转分化是指不经过多能性阶段,将一种终末分化的成熟体细胞经重新编程转化为另一种类型的细胞,以改变细胞的功能及命运。体细胞核移植让每一个细胞重新编程为其他细胞成为可能。因此,研究者试图改变与 β 细胞分化发育相关的转录因子,以期使非 β 细胞转换成类 β 细胞。最早的研究是小鼠肝细胞作为触发细胞,使其高表达转录因子 PDX-1,使肝细胞成功表达胰岛素基因。其他研究证实,一些不具有胰腺细胞形态、分子和功能属性的非 β 细胞,均可诱导表达胰岛素基因。

研究发现当 β 细胞大量丢失的时候能够触发胰腺中的 δ 细胞和 α 细胞转变成 β 细胞。尽管这个转变的分子机制尚不清楚,但研究表明,在小鼠模型中,将一个调控 α 细胞发育的调控子 Arx 基因条件性敲除,或者将一个调控 β 细胞发育的调控子 Pax4 基因强行表达,都能使 α 细胞转变成 β 细胞。最近有研究发现,在胰岛团外围一个独特的胰岛素分泌细胞群被认为是使 α 细胞转变成 β 细胞的媒介。进一步的研究表明 γ-氨基丁酸(γ-aminobutyric acid,GABA)信号是重新编程过程中的一个重要促进因素。对小鼠使用 GABA 长期处理会导致 β 细胞团的显著增加。

应用组合筛选策略研究表明,高表达 Ngn3、Pdx1 和 Mafa 三种调控因子,能够将成年小鼠的胰腺外分泌细胞转化成类 β 细胞,使其具有胰岛素分泌功能。这种诱导获得的类 β 细胞可长期稳定地表达胰岛素基因,具有治疗糖尿病的潜能。此外,研究者们还发现胃肠道上皮细胞、胰腺腺泡细胞也可以转换成类 β 细胞。

在动物模型中 β 细胞的重新编程方法还处于概念验证演示阶段,对人类细胞的重新编程鲜有成功的案例。有几项研究表明人的胰岛团中 α 细胞通过重新编程可以转变成 β 细胞。在 α 细胞转变成 β 细胞的过程中,胰高血糖素和胰岛素的细胞呈阳性为这一转变提供了证据;然而,没有细胞谱系的追踪,直接的证据还是缺乏的。其他类型细胞,例如胰腺腺泡细胞、导管上皮细胞、胆囊细胞以及肠道细胞也被用来作为产生胰岛素的细胞,但这些细胞在移植后不能形成长期稳定的移植物,并表现出了不完整的细胞命运转换或者一个不稳定的表观遗传状态。目前,将重新编程的方法应用到临床中的主要问题是找到能够稳定发展并且具有功能的人类 β 类似细胞。

除了在体外重新编程的方法外,在体内针对患者胰腺中 α 细胞、胰腺腺泡细胞或者胃肠道上皮细胞的重新编程方法是可行的。然而,如何对用于人类治疗的重新编程方法进行优化将是一个挑战。

四、β 细胞的再分化

在各种各样的压力条件下(例如长期的高血糖和高脂血症——2 型糖尿病,胰腺炎、慢性胰腺炎和胰腺癌——3C 型糖尿病,或者自身免疫引起的炎症——1 型糖尿病),胰岛 β 细胞变得功能紊乱。极限环境能够导致 β 细胞脱颗粒和有些与 β 细胞相关的基因的下调。

最近的研究表明,β 细胞特性的丢失具有去分化的特点并伴随着胚胎胰岛团中典型基因表达的上调,例如 Neurog3 基因。目前尚不确定去分化是否是功能紊乱 β 细胞的共同特点,以及人体内是否也存在去分化的过程,这一过程是否可以逆转,这些都尚需人们去发现。但我们知道,对于 2 型糖尿病的患者来说,给予合理的处理方法,例如控制饮食、锻炼或者胰岛素强化治疗,能够使功能紊乱的 β 细胞恢复。

如果药理学的手段可以使去分化的细胞再分化,这可能构成新的糖尿病治疗方法,并被视为一种不同形式的再生治疗方法,一个不涉及创建新细胞的方法。这种疗法对 2 型糖尿病患者有很大的益处,但只对 1 型糖尿病患者的早期阶段有益。

五、异种来源的胰岛

1. 利用异种动物作为胰岛来源

异种移植胰岛的研究由来已久,早在几十年前,研究者们就尝试过利用猪的胰岛探索性地进行异种移植来治疗糖尿病。然而,人类免疫系统对异种移植材料的严重免疫排斥反应,同时猪的组织器官中也存在着大量猪内源性逆转录病毒,可能会对异种移植构成实质性障碍。

最近,随着基因工程研究的发展,以猪为供者的器官移植成为可能。利用 CRISPR-Cas9 技术,研究者将猪的皮肤中已知的 62 种猪内源性逆转录病毒敲除掉,为利用猪源组织器官异种移植给人体奠定了基础。未来临床上使用猪的胰岛将取决于细胞封装技术的发展,利用生物材料包裹胰岛细胞,以保护供体细胞免受人类免疫反应的攻击,并且确保能够长期存活和具有功能。

2. 利用嵌合动物模型种植人体胰腺

此外,在动物身上种植人体器官来做治疗的想法似乎遥不可及。然而,干细胞技术的发展以及器官形成的关键调控因子的发现都有助于利用动物模型进行探索。例如,在大鼠中,Pdx1 基因缺失会导致在胚胎发育阶段整个胰腺的缺失。利用上述特点,研究者将小鼠胚胎干细胞注入 Pdx1 基因缺失的大鼠囊胚中,创建小鼠-大鼠这种嵌合动物模型,除了胰腺(胰腺来源于小鼠)外,所有器官都是小鼠和大鼠细胞的混合物。在大鼠体内生长小鼠胰腺的想法实现了。之后,研究者将这种小鼠-大鼠嵌合模型中的小鼠胰岛移植回糖尿病模型小鼠中,用于治疗它们的糖尿病。

这种异种嵌合模型的方法为未来在动物体内种植人体器官提供了可能。然而,这个想法还处于起步阶段。初步研究表明,标准的 hESCs 不能很好地融合在嵌合体动物中。因而,后续的研究可能会着眼于开发新的方法来减少物种的不相容、最小化或消除嵌合动物对人类细胞的干扰。

使用异种组织移植物进行移植能大大缓解胰岛供体来源不足的问题,然而,由于生理上的差异,胰岛功能在很大程度上受到限制,不能完全模拟人的胰岛细胞行使功能。往往存在生物安全和免疫排斥两个问题。

六、未来展望

目前研究解析了很多关于胰腺如何在胚胎时期发育以及当胰腺受到生理挑战或者损伤时胰腺的再生反应。这些见解现在被用来制订胰腺再生策略,包括干细胞的分化和对非 β

细胞的重新编程等。例如,在胚胎发生时期研究胰岛形成有助于完善在 3D 体系下诱导 hESCs 分化成 3D 胰岛团这个方法,使研究者能更深入地了解在出生后胰岛是如何从非成熟状态过渡到成熟状态的,这将有助于研究体外条件下功能成熟的胰岛的产生。

尽管我们在胰腺再生的理解上有很大的进步,但是关键问题依然悬而未决。例如:是否有令人信服的证据证明成人胰腺干细胞的存在? 根据功能和免疫学特质,胰腺 β 细胞有什么样的异构亚型? 关于人胰腺的自然再生和修复,具体是什么机制?

为了回答这些问题,不同模型系统需要被建立,包括啮齿动物、斑马鱼、灵长类动物以及其他有助于研究的动物模型。新技术将在推进这些研究中发挥重要作用。单细胞测序分析将为正常和病变胰岛细胞提供前所未有的异质性图谱,捕获稀有细胞中内分泌、再生或免疫抵抗相关机制中的靶点;通过活细胞成像技术,可在活体的完整胰岛细胞水平上直接看到钙波、胰岛素的释放以及免疫反应进程;人源化小鼠模型和人源化类器官的研究可以为未来替代人类胰腺提供方法;人类基因研究和 CRISPR-Cas9 技术可能会为发现与胰腺疾病和再生相关的新的因素提供新策略。

目前,来源于 hESCs 的胰岛细胞产物已经进入临床试验阶段。其他方法包括 β 细胞的增殖和重新编程,也都具备实现治疗糖尿病的可能。每种方法都有一定的优势。除了这些细胞产品的安全性和有效性外,它们如何在 1 型糖尿病患者的自身免疫环境中发挥功能,是决定这些技术能否成功的关键因素。而 1 型糖尿病的治疗,最终目标是能够获得能自然抵抗或逃避自身免疫并且干预免疫抑制的细胞产物。为了实现这一目标,免疫学家和 β 细胞生物学家之间的密切合作将是很有必要的。这将不仅为糖尿病患者带来好处,还为寻找其他自身免疫性疾病的治疗方法提供重要的线索。

主要参考文献

[1] Thomson J A, Itskovitz-Eldor J, Shapiro S S, et al. Embryonic stem cell lines derived from human blastocysts[J]. Science, 1998, 282(5391): 1145-1147.

[2] Szot G L, Yadav M, Lang J, et al. Tolerance induction and reversal of diabetes in mice transplanted with human embryonic stem cell-derived pancreatic endoderm[J]. Cell Stem Cell, 2015, 16(2): 148-157.

[3] Takahashi K, Tanabe K, Ohnuki M, et al. Induction of pluripotent stem cells from adult human fibroblasts by defined factors[J]. Cell, 2007, 131(5): 861-872.

[4] Rezania A, Bruin J E, Arora P, et al. Reversal of diabetes with insulin-producing cells derived in vitro from human pluripotent stem cells[J]. Nat Biotechnol, 2014, 32(11): 1121-1133.

[5] Mezza T, Kulkarni R N. The regulation of pre- and post-maturational plasticity of mammalian islet cell mass[J]. Diabetologia, 2014, 57(7): 1291-1303.

[6] Saunders D, Powers A C. Replicative capacity of beta-cells and type 1 diabetes [J]. J Autoimmun, 2016, 71: 59-68.

[7] Wang P, Fiaschi-Taesch N M, Vasavada R C, et al. Diabetes mellitus--advances and challenges in human beta-cell proliferation[J]. Nat Rev Endocrinol, 2015, 11(4): 201-212.

［8］ Andersson O，Adams B A，Yoo D，et al. Adenosine signaling promotes regeneration of pancreatic beta cells in vivo［J］. Cell Metab,2012,15(6)：885-894.

［9］ Kassem S A，Ariel I，Thornton P S，et al. Beta-cell proliferation and apoptosis in the developing normal human pancreas and in hyperinsulinism of infancy［J］. Diabetes，2000,49(8)：1325-1333.

［10］ Kulkarni R N，Mizrachi E B，Ocana A G，et al. Human beta-cell proliferation and intracellular signaling：driving in the dark without a road map［J］. Diabetes,2012,61(9)：2205-2213.

［11］ Bernal-Mizrachi E，Kulkarni R N，Scott D K，et al. Human beta-cell proliferation and intracellular signaling part 2：still driving in the dark without a road map ［J］. Diabetes,2014,63(3)：819-831.

［12］ Stewart A F，Hussain M A，Garcia-Ocana A，et al. Human beta-cell proliferation and intracellular signaling：part 3［J］. Diabetes,2015,64(6)：1872-1885.

［13］ Krishnamurthy J，Ramsey M R，Ligon K L，et al. p16INK4a induces an age-dependent decline in islet regenerative potential［J］. Nature,2006,443(7110)：453-457.

［14］ Chen H，Gu X，Su I H，et al. Polycomb protein Ezh2 regulates pancreatic beta-cell Ink4a/Arf expression and regeneration in diabetes mellitus［J］. Genes Dev,2009,23(8)：975-985.

［15］ Stamateris R E，Sharma R B，Kong Y，et al. Glucose Induces Mouse beta-Cell Proliferation via IRS2，MTOR，and Cyclin D2 but Not the Insulin Receptor［J］. Diabetes,2016,65(4)：981-995.

［16］ Dadon D，Tornovsky-Babaey S，Furth-Lavi J，et al. Glucose metabolism：key endogenous regulator of beta-cell replication and survival［J］. Diabetes Obes Metab,2012,14 Suppl 3：101-108.

［17］ Kulkarni R N. New insights into the roles of insulin/IGF-I in the development and maintenance of beta-cell mass［J］. Rev Endocr Metab Disord,2005,6(3)：199-210.

［18］ Wang P，Alvarez-Perez J C,Felsenfeld D P，et al. A high-throughput chemical screen reveals that harmine-mediated inhibition of DYRK1A increases human pancreatic beta cell replication［J］. Nat Med,2015,21(4)：383-388.

［19］ Dirice E，Walpita D，Vetere A，et al. Inhibition of DYRK1A Stimulates Human beta-Cell Proliferation［J］. Diabetes,2016,65(6)：1660-1671.

［20］ Shen W，Taylor B，Jin Q，et al. Inhibition of DYRK1A and GSK3B induces human beta-cell proliferation［J］. Nat Commun,2015,6：8372.

［21］ Dai C，Hang Y,Shostak A，et al. Age-dependent human beta cell proliferation induced by glucagon-like peptide 1 and calcineurin signaling［J］. J Clin Invest,2017,127(10)：3835-3844.

［22］ Choi J，Costa M L，Mermelstein C S，et al. MyoD converts primary dermal fibroblasts，chondroblasts，smooth muscle，and retinal pigmented epithelial cells into striated mononucleated myoblasts and multinucleated myotubes［J］. Proc Natl Acad Sci

USA,1990,87(20): 7988-7992.

[23] Gurdon J B. From nuclear transfer to nuclear reprogramming: the reversal of cell differentiation[J]. Annu Rev Cell Dev Biol,2006,22: 1-22.

[24] Ferber S, Halkin A, Cohen H, et al. Pancreatic and duodenal homeobox gene 1 induces expression of insulin genes in liver and ameliorates streptozotocin-induced hyperglycemia[J]. Nat Med,2000,6(5): 568-572.

[25] Kaneto H, Nakatani Y, Miyatsuka T, et al. PDX-1/VP16 fusion protein, together with NeuroD or Ngn3, markedly induces insulin gene transcription and ameliorates glucose tolerance[J]. Diabetes,2005,54(4): 1009-1022.

[26] Minami K,Okano H, Okumachi A, et al. Role of cadherin-mediated cell-cell adhesion in pancreatic exocrine-to-endocrine transdifferentiation[J]. J Biol Chem,2008,283 (20): 13753-13761.

[27] Thorel F, Nepote V, Avril I, et al. Conversion of adult pancreatic alpha-cells to beta-cells after extreme beta-cell loss[J]. Nature,2010,464(7292): 1149-1154.

[28] Chera S, Baronnier D, Ghila L, et al. Diabetes recovery by age-dependent conversion of pancreatic delta-cells into insulin producers[J]. Nature,2014,514(7523): 503-507.

[29] Collombat P, Xu X, Ravassard P, et al. The ectopic expression of Pax4 in the mouse pancreas converts progenitor cells into alpha and subsequently beta cells[J]. Cell, 2009,138(3): 449-462.

[30] Ben-Othman N, Vieira A, Courtney M, et al. Long-Term GABA Administration Induces Alpha Cell-Mediated Beta-like Cell Neogenesis[J]. Cell,2017,168 (1-2): 73-85 e11.

[31] Zhou Q, Brown J,Kanarek A, et al. In vivo reprogramming of adult pancreatic exocrine cells to beta-cells[J]. Nature,2008,455(7213): 627-632.

[32] Li W, Cavelti-Weder C, Zhang Y, et al. Long-term persistence and development of induced pancreatic beta cells generated by lineage conversion of acinar cells [J]. Nat Biotechnol,2014,32(12): 1223-1230.

[33] Chen Y J,Finkbeiner S R, Weinblatt D, et al. De novo formation of insulin-producing "neo-beta cell islets" from intestinal crypts[J]. Cell Rep,2014,6(6): 1046-1058.

[34] Chen T, Yuan J, Duncanson S, et al. Alginate encapsulant incorporating CXCL12 supports long-term allo- and xenoislet transplantation without systemic immune suppression[J]. Am J Transplant,2015,15(3): 618-627.

[35] Bouchi R, Foo K S, Hua H, et al. FOXO1 inhibition yields functional insulin-producing cells in human gut organoid cultures[J]. Nat Commun,2014,5: 4242.

[36] Lemper M, Leuckx G, Heremans Y, et al. Reprogramming of human pancreatic exocrine cells to beta-like cells[J]. Cell Death Differ,2015,22(7): 1117-1130.

[37] Talchai C, Xuan S, Lin H V, et al. Pancreatic beta cell dedifferentiation as a mechanism of diabetic beta cell failure[J]. Cell,2012,150(6): 1223-1234.

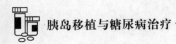
［38］ Accili D，Talchai S C，Kim-Muller J Y，et al. When beta-cells fail：lessons from dedifferentiation［J］. Diabetes Obes Metab,2016,18 Suppl 1：117-122.

［39］ Sun Y，Ma X，Zhou D，et al. Normalization of diabetes in spontaneously diabetic cynomologus monkeys by xenografts of microencapsulated porcine islets without immunosuppression［J］. J Clin Invest,1996,98(6)：1417-1422.

［40］ Elliott R B. Towards xenotransplantation of pig islets in the clinic［J］. Curr Opin Organ Transplant,2011,16(2)：195-200.

［41］ Niu D，Wei H J，Lin L，et al. Inactivation of porcine endogenous retrovirus in pigs using CRISPR-Cas9［J］. Science,2017,357(6357)：1303-1307.

［42］ Yamaguchi T，Sato H，Kato-Itoh M，et al. Interspecies organogenesis generates autologous functional islets［J］. Nature,2017,542(7640)：191-196.

（罗茜　熊飞）

附录 A
中英文名词及
缩略语对照

2h plasma glucose,2h PG:2 小时 血浆葡萄糖

acquired immune deficiency syndrome,AIDS:艾滋病

acute insulin response to arginine:快速精氨酸应激测试

alanine transaminase,ALT:丙氨酸转移酶

alloxan:四氧嘧啶

america diabetes association,ADA:美国糖尿病协会

acridine orange,AO:吖啶橙

aspartate aminotransferase,AST:天门冬氨酸氨基转移酶

bio-breeding rat:BB 大鼠

bladder drainage,BD:膀胱引流

body mass index,BMI:体重指数

body surface area,BSA:体表面积

bovine calf serum,BCS:小牛血清

bovine serum albumin,BSA:牛血清白蛋白

brain dead donor,BDD:脑死亡供体

brittle diabetes:脆性糖尿病

cold ischemia time,CIT:冷缺血时间

cold storage/purification storage solution,CSPS:低温储存/纯化储存液

collaborative islet transplant registry,CITR:国际胰岛细胞移植登记处

connaught medical research laboratory 1066,CMRL1066:CMRL1066 培养基

continuous glucose monitoring,CGM:连续血糖监测

continuous gradient purification,CGP:连续梯度纯化

continuous subcutaneous insulin infusion,CSⅡ:持续皮下胰岛素输注

cytotoxic t lymphocyte associated antigen-4,CTLA4:细胞毒性 T 细胞相关抗原 4

dendritic cell,DC:树突状细胞

designated pathogen free,DPF:无指定病原体

dimethyl sulfoxide,DMSO:二甲基亚砜

dipeptidyl-peptidase 4,DPP-4:二肽基肽酶 4

dithizone,DTZ:二硫腙

donation after citizens' death,DCD:公民逝世后器官捐献

dual specificity tyrosine phosphorylation regulated kinase 1a,DYRK1A:双重特异性酪氨酸-磷酸化的激酶 1A

edmonton protocol:埃德蒙顿方案

embryonic stem cell,ES:胚胎干细胞

enteric drainage,ED:肠内引流

et-kyoto solution,ETK:ETK 液

fasting plasma glucose,FPG:空腹血浆葡萄糖

fetal bovine serum,FBS:胎牛血清

fluorescein diacetate,FDA:荧光素二乙酸酯

food and drug administration,FDA:食品药品监督管理局

gestational diabetes mellitus,GDM:妊娠糖尿病

ghrelin:ε 细胞

glomerular filtration rate,GFR:肾小球滤过率

glucagon:胰高血糖素

glucagon-like-peptide-1,GLP-1:胰高血糖素样肽-1

glucose stimulated insulin secretion,GSIS:葡萄糖刺激的胰岛素分泌

glucose transport,GLUT:葡萄糖转运

glucose-stimulated calcium,GSCa:葡萄糖刺激的钙分泌

glycosylated hemoglobin a1c,HbA1c:糖化血红蛋白

good manufacturing practice,GMP:药品生产质量管理标准

hematoxylin-eosin,HE:苏木精—伊红

histidine-tryptophan-ketoglutarate solution,HTK:HTK 液

human embryonic stem cells,hESCs:人类胚胎干细胞

human immunodeficiency virus,HIV:人类免疫缺陷病毒

human lymphocyte antigen,HLA:人类淋巴细胞抗原

humant T-lymphotrophic virus,HTLV:人类 T 淋巴细胞病毒

hyperacute rejection,HAR:超急性排斥反应

hypoglycemic score,HYPO score:低血糖评分

in situ regional organ cooling system,ISRC:原位器官冷却系统

induced pluripotent stem cells,iPSCs:诱导多能干细胞

inosine monophosphate dehydrogenase,IMPDH:次黄嘌呤核苷酸脱氢酶

institute of cancer research,ICR:美国癌症研究所

insulin:胰岛素

insulin aspart:门冬胰岛素

insulin detemir:地特胰岛素

insulin glargine:甘精胰岛素

insulin lispro：赖脯胰岛素

insulin resistance，IR：胰岛素抵抗

interleukin，IL：白细胞介素

international pancreas transplantation registry，IPTR：国际胰腺移植登记处

islet donor scoring，IDS：胰岛供体评分

islet equivalent，IEQ：胰岛当量

lability index，LI：脆性指数

living cell technologies，LCT：生命细胞技术公司

maturity onset diabetes of the young，MODY：青年人的成年发病型糖尿病

mean amplitude of glycemic excursions，MAGE：平均血糖波动幅度

mean relative absolute difference，MARD：平均相对绝对差

mesenchymal stem cell，MSC：间充质干细胞

model predictive controller，MPC：模型预测控制器

multiple daily injection，MDI：多日注射

neurogenin：神经原素

neutral protamine，NPH：中性鱼精蛋白

non- heart-beating donor，NHBD：心脏停搏供体

non-obese diabetic，NOD：非肥胖性糖尿病

north america islet donor scoring，NAIDS：北美胰岛供体评分系统

oral glucose tolerance test，OGTT：口服葡萄糖耐量试验

oxygen consumption rate，OCR：氧耗量

pancreas after kidney transplantation，PAK：肾移植后胰腺移植

pancreas transplantation alone，PTA：单纯胰腺移植

pancreatic ductal perfusion，PDP：胰腺管灌注

pancreatic polypeptide：胰多肽

perfluorocarbon，PFC：全氟化碳

porcine endogenous retroviruses，PERVs：猪内源性逆转录病毒

portal venous drainage，PVD：门静脉回流

proglucagon：胰高血糖素原

propidium iodide，PI：碘化丙啶

proportional - integral - derivative，PID：比例积分导数控制器

randomized controlled trial，RCT：随机对照实验

sirolimus：雷帕霉素

reactive oxygen species，ROS：活性氧簇

real time polymerase chain reaction，RT-PCR：实时聚合酶链式反应

rescue gradient purification，RGP：补救梯度纯化

sertoli：塞尔托利

sodium-glucose co-transporter 2，SGLT2：钠-葡萄糖共转运蛋白 2

somatostatin：生长激素抑制素

specific pathogen free,SPF:无特定病原体

stimulation index,SI:刺激指数

simultaneous pancreas-kidney transplantation,SPKT:胰肾联合移植

streptozotocin,STZ:链脲佐菌素

systemical venous drainage,SVD:体循环静脉回流

tacrolimus:他克莫司

the instant blood-mediated inflammatory reaction,IBMIR:经血液介导的即刻炎性反应

thiazolidinediones,TZD:噻唑烷二酮类

tissue factor pathway inhibitor,TFPI:组织因子途经抑制剂

total pancreatectomy islet auto-transplantation,TPIAT:胰腺全切伴胰岛自身移植

tumour necrosis factor-α,TNF-α:肿瘤坏死因子 α

two layer method,TLM:双层器官保存法

type 1 diabetes mellitus,T1DM:1 型糖尿病

type 2 diabetes mellitus,T2DM:2 型糖尿病

university of wisconsin solution,UW：UW 液

zinc protamine insulin,PZI:鱼精蛋白锌胰岛素

γ-aminobutyric acid,GABA:γ 氨基丁酸

附录 B
同种胰岛移植技术
管理规范
（2017 年版）

为规范同种胰岛移植技术的临床应用,保证医疗质量和医疗安全,制定本规范。本规范是医疗机构及其医务人员开展同种胰岛移植技术的最低要求。

本规范所称同种胰岛移植技术是指将人体来源(包括同种异体和自体)的具有正常生理功能的胰岛移植到接受人(受体),以达到治疗糖尿病的目的。经干细胞诱导分化的胰岛素分泌细胞及基因修饰的胰岛细胞移植技术不适用于本规范。

一、医疗机构基本要求

(一)医疗机构开展同种胰岛移植技术应当与其功能、任务和技术能力相适应。

(二)有卫生计生行政部门核准登记的器官移植诊疗科目(肝脏或肾脏移植)以及与同种胰岛移植技术相关的诊疗科目(包括医学影像科、普通外科专业、内分泌专业和儿科专业等)。

(三)有规范的人体器官获取组织(OPO),每年完成公民逝世后器官捐献案例 10 例以上,完成器官移植手术 10 例以上。相关专业疾病临床治疗能力水平达到省级及以上相关专业重点专科水平。

(四)具有符合临床要求的动态药品生产管理规范(Current Good Manufacture Practices,cGMP)标准的胰岛制备室以及胰岛分离、纯化、保存和质量控制的相关设备。

(五)手术室。

1.洁净手术部的建筑布局、基本配备、净化标准和用房分级等应当符合《医院洁净手术部建筑技术规范 GB50333—2002》。

2.有达到 I 级洁净手术室标准的手术室。

3.能够进行心、肺、脑抢救复苏,有氧气通道、麻醉机、除颤仪、吸引器等必要的急救设备和药品。

(六)血管造影室。

1.符合放射防护及无菌操作条件。

2.配备 800 mA,120 KV 以上的血管造影机,具有电动操作功能、数字减影功能和"路途"功能,影像质量和放射防护条件良好;具备医学影像图像管理系统。

3.能够进行心、肺、脑抢救复苏,有氧气通道、麻醉机、呼吸机、除颤器、吸引器等必要的急救设备和药品。

4.有存放导管、导丝、造影剂以及其他物品、药品的存放柜,有专人负责登记保管。

(七)重症医学科。

1.设置符合规范要求,达到Ⅲ级洁净辅助用房标准。病床不少于 20 张,每病床净使用面积不少于 15 平方米,能够满足同种胰岛移植技术诊疗专业需求。

2.有空气层流设施,配备有多功能心电监护仪、血流监测、中心供氧和中心吸引器。

3.有经过专业培训并考核合格的、具有 5 年以上重症监护工作经验的专职医师和护士。

(八)其他辅助科室和设备。

1.临床实验室符合规定,同种胰岛移植相关检验项目参加室间质量评价并合格,能够开展免疫抑制剂血药浓度检测。

2.医学影像科具备磁共振(MRI)、计算机 X 线断层摄影(CT)、超声设备和医学影像图像管理系统,能够收集移植区的必要影像学资料。

3.病理科能够进行移植组织活检诊断。

(九)具有主任医师专业技术职务任职资格的学科带头人以及相关同种胰岛移植团队,包括具备同种胰岛移植技术临床应用能力的本医疗机构注册医师、胰岛制备人员、胰岛质量检验人员及相关学科的辅助人员各至少 2 名。

(十)设有管理规范的人体器官移植临床应用与伦理委员会。

(十一)有完善的同种胰岛移植技术的管理制度和工作机制,保证同种胰岛移植治疗技术临床应用质量和安全。

二、人员基本要求

(一)开展同种胰岛移植技术的医师。

1.取得《医师执业证书》,执业范围为外科、内科、医学影像科或儿科。

2.具有 10 年以上与同种胰岛移植相关专业临床诊疗经验,并具有副主任医师及以上专业技术职务任职资格。

3.经过省级卫生计生行政部门指定的培训基地关于同种胰岛移植技术相关系统培训,具备同种胰岛移植技术临床应用的能力。

(二)其他专业技术人员。

1.胰岛制备人员:至少具有 1 名副高级及以上专业技术职务任职资格的专业技术人员,经过胰岛制备技术系统培训,满足开展同种胰岛移植技术临床应用所需的相关条件。

2.胰岛质量检验人员:至少具有 1 名相关专业中级及以上专业技术职务任职资格的专业技术人员,经过胰岛质量检验的技术培训,满足开展同种胰岛移植技术临床应用所需的相关条件。

三、技术管理基本要求

(一)胰岛制备质量控制要求。

1.有健全的移植物管理制度并组织实施,胰腺来源符合有关法律法规规定,可溯源。

2.胰岛分离、纯化、培养应当在符合 cGMP 标准的制备室中进行。具有胰岛分离、纯化、培养及功能检测和临床应用过程的标准操作程序（SOP），具备完整的质量管理记录。具备 cGMP 实验室维护标准操作程序（SOP）和操作记录。

3.具备并执行胰岛质量控制标准（QC）并拥有与其配套的检测设备和检测方法。用于移植的胰岛活性应当大于 70%，纯度大于 30%。胰岛制备室所分离的胰岛必须经胰岛制备室负责人签字后方能用于移植。

4.按照胰岛质量控制标准对每例胰岛及制备过程进行严格的生物安全检测，包括：细菌、真菌、支原体和内毒素。

5.胰岛制备室应当具有胰岛制备及检测过程的原始记录和检测报告，数据保存不少于 10 年。

（二）同种胰岛移植技术临床应用应当符合伦理原则。治疗前应当向患者及其家属告知治疗目的、治疗风险、治疗后注意事项、可能发生的并发症及预防措施等，并签署知情同意书。

（三）严格遵守同种胰岛移植技术操作规范和诊疗指南，根据患者病情、可选择的治疗方案、患者意愿及经济承受能力等因素综合选择治疗措施，因病施治，合理治疗，严格掌握同种胰岛移植技术的适应证和禁忌证。

（四）首次开展同种胰岛移植技术必须经所在单位的人体器官移植临床应用与伦理委员会的审核通过后方可实施。

（五）建立完整的同种胰岛移植技术临床应用不良反应（事件）处理预案并严格遵照执行。

（六）建立病例信息数据库并配备人员进行严格管理，在完成每例同种胰岛移植后，应当按要求保留并按规定及时上报相关病例数据信息。完善患者的随访制度，并按规定进行随访、记录。

（七）其他管理要求：分离、纯化移植胰岛所需试剂和器械应当建立登记制度，保证质量安全和来源可追溯。

四、培训管理要求

（一）拟开展同种胰岛移植技术的医师培训要求。

1.应当具有《医师执业证书》，从事与同种胰岛移植相关专业，主治医师及以上专业技术职务任职资格。

2.应当接受至少 6 个月的系统培训。完成 20 学时以上的理论学习，完成动物训练 10 例以上。

3.在指导医师指导下，参与 5 例以上同种胰岛移植手术操作，参加 5 例以上同种胰岛移植患者的全过程管理，包括专科病历书写、捐献人和捐献器官评估、术前评价、围手术期处理和手术后随访等。

4.在境外接受同种胰岛移植技术培训 6 个月以上，有境外培训机构的培训证明，并经省级卫生计生行政部门确定的培训基地考核合格后，可以视为达到规定的培训要求。

5.本规范印发之日前，从事临床工作满 15 年，具有主任医师专业技术职务任职资格，近 5 年独立开展同种胰岛移植技术临床应用不少于 10 例，未发生严重不良事件的，可免于培训。

（二）培训基地要求。

1.培训基地条件。

省级卫生计生行政部门指定同种胰岛移植技术培训基地。培训基地应当具备以下条件：

（1）具有器官移植诊疗科目，符合同种胰岛移植技术管理规范要求，且近3年每年完成同种胰岛移植手术10例以上。

（2）同种胰岛移植有效率在全国处于较高水平。

（3）具备进行规模人员培训的软硬件条件，具备进行动物训练条件。

（4）有不少于3名具备同种胰岛移植技术临床应用能力的指导医师。指导医师应当具有5年以上同种胰岛移植相关专业工作经验或完成同种胰岛移植手术10例以上，具有副主任医师及以上专业技术职务。

2.培训工作基本要求。

（1）培训教材和培训大纲满足培训要求，课程设置包括理论学习、动物训练及临床实践。

（2）保证接受培训的医师在规定时间内完成规定的培训。

（3）培训结束后，对接受培训的医师进行考试、考核，并出具是否合格的结论。

（4）为每位接受培训的医师建立培训及考试、考核档案。

附录 C
同种胰岛移植技术临床
应用质量控制指标
（2017 年版）

一、胰岛纯度

定义：采用二硫腙（DTZ）染色法进行胰岛计数。胰岛纯度是指 DTZ 染色阳性的胰岛数占纯化的细胞团总数的比例。

计算公式：

$$胰岛纯度 = \frac{DTZ 染色阳性胰岛数}{纯化的细胞团总数} \times 100\%$$

意义：反映胰岛纯化效果，体现胰岛提取技术水平的指标。

二、总胰岛当量

定义：胰岛当量（islet equivalent quantity，IEQ）是一种胰岛计数方法，一个直径 150 μm 的胰岛为 1 个胰岛当量。总胰岛当量是指样本中胰岛当量总数。（见注）

计算公式：

$$总胰岛当量 = \frac{3 次计数的胰岛当量（IEQ）之和}{3} \times 20 \times 样本量（mL）$$

意义：用于计算获取胰岛数量，体现胰岛提取技术水平的指标。

三、胰岛活率

定义：采用活细胞染色技术进行胰岛计数。胰岛活率是指活胰岛数占胰岛总数的比例。

计算公式：

$$胰岛活率 = \frac{活胰岛数}{胰岛总数} \times 100\%$$

意义：用于评价获取胰岛中活细胞的比例，体现胰岛提取技术水平的指标。

四、胰岛产物微生物培养阳性率

定义：胰岛产物微生物（细菌、真菌、支原体等）培养阳性的样本数占同期胰岛产物微生物培养总样本数的比例。

计算公式：

$$胰岛产物微生物培养阳性率 = \frac{胰岛产物微生物培养阳性的样本数}{同期胰岛产物微生物培养总样本数} \times 100\%$$

意义：用于评价获取胰岛产物的生物安全性。

五、胰岛产物内毒素超标率

定义：胰岛产物内毒素检测超标（＞5 EU/mL/胰岛受者每公斤体重）的样本数占同期胰岛产物内毒素检测总样本数的比例。

计算公式：

$$胰岛产物内毒素超标率 = \frac{胰岛产物内毒素检测超标的样本数}{同期胰岛产物内毒素检测总样本数} \times 100\%$$

意义：用于评价获取胰岛产物的生物安全性。

六、围手术期并发症发生率

定义：围手术期并发症是指同种胰岛移植治疗术后 30 天内发生的并发症，包括出血、感染、门静脉血栓形成等。围手术期并发症发生率是指围手术期并发症发生的例次数占同期同种胰岛移植治疗总例次数的比例。

计算公式：

$$围手术期并发症发生率 = \frac{围手术期并发症发生的例次数}{同期同种胰岛移植治疗总例次数} \times 100\%$$

意义：用于评价同种胰岛移植治疗技术的安全性。

七、术后死亡率

定义：术后死亡是指实施同种胰岛移植治疗的患者，在术后住院期间内死亡（包括因不可逆疾病而自动出院的患者）。术后死亡率是指术后死亡患者人数占同期同种胰岛移植治疗患者总数的比例。

计算公式：

$$术后死亡率 = \frac{术后患者死亡人数}{同期同种胰岛移植治疗患者总数} \times 100\%$$

意义：用于评价同种胰岛移植治疗安全性。

八、患者随访率

定义：同种胰岛移植治疗后 1、3、5 年内进行随访的例次数占同期同种胰岛移植治疗总例次数的比例。

计算公式：

$$患者随访率 = \frac{同种胰岛移植治疗后一定时间内完成随访的例次数}{同期同种胰岛移植治疗总例次数} \times 100\%$$

意义：反映同种胰岛移植治疗患者的远期疗效及管理水平。

九、移植后有效率（1 年、3 年、5 年）

定义：符合下列条件之一同种胰岛移植术后患者，可认为移植后有效：

1.糖化血红蛋白<7.0%;

2.无严重低血糖(血糖浓度低于 3.9 mmol/L);

3.血清 C 肽水平≥0.3 ng/mL;

4.胰岛素用量较前明显减少。

移植后有效率是指同种胰岛移植治疗后 1 年、3 年和 5 年随访,移植后有效的患者数占同期同种胰岛移植治疗患者总数的比例。

计算公式:

$$移植后有效率=\frac{移植后有效的患者数}{同期同种胰岛移植治疗患者总数}\times100\%$$

意义:反映同种胰岛移植治疗患者的远期疗效。

注:参考 Lembert 等的方法,用显微镜测量镜检计数的胰岛细胞团直径,计算每 50 μL 溶液中 DTZ 染色阳性的胰岛细胞团的 IEQ,按 IEQ 表换算为相当于直径 150 μm 的 IEQ,再按以下公式计算总 IEQ。总 IEQ=(3 次计数的 IEQ 之和/3)×20 × 样本量(mL)。

彩 图

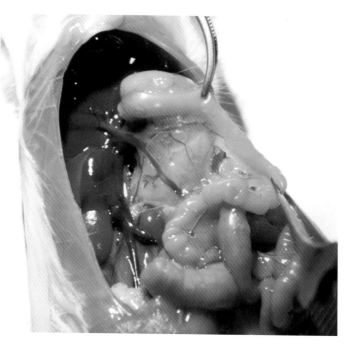

彩图 1 十二指肠大乳头的定位图

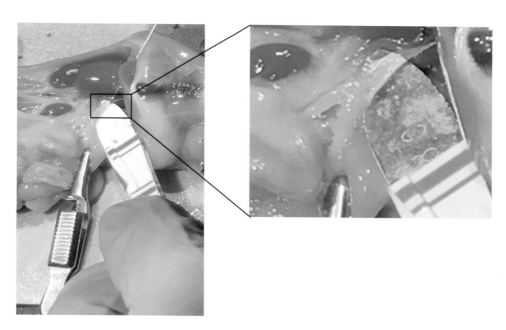

彩图 2 十二指肠大乳头的夹闭位置

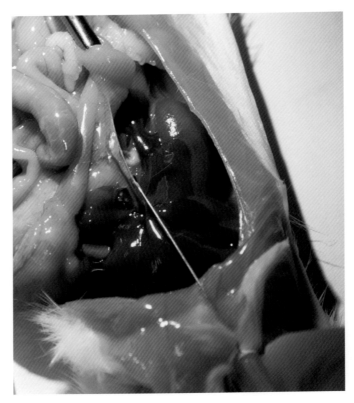

彩图 3　胆总管的解剖示意图

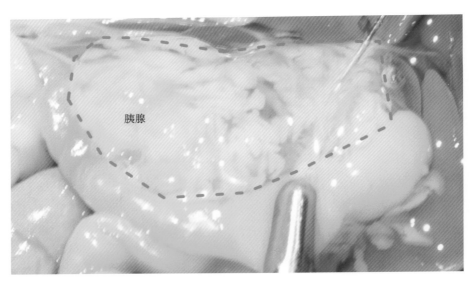

胰腺

彩图 4　充盈的胰腺

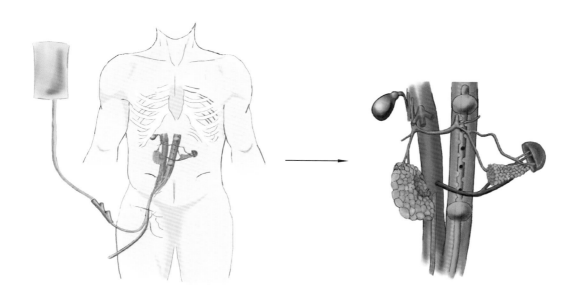

彩图 5　原位器官冷却系统示意图

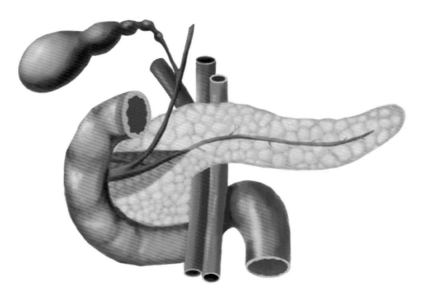

彩图 6　人胰腺解剖结构及胰腺管定位

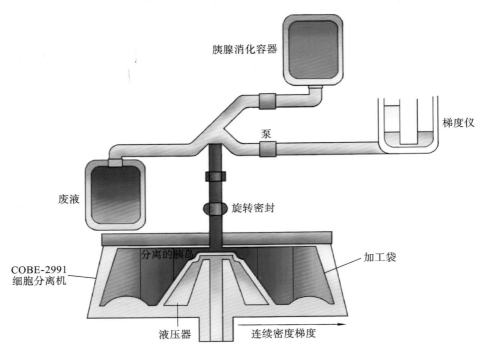

胰腺消化容器

梯度仪

泵

废液

旋转密封

分离的胰岛

COBE-2991
细胞分离机

加工袋

液压器

连续密度梯度

彩图 7 COBE-2991 细胞分离机工作图